なるにはBOOKS
113

言語聴覚士になるには

一般社団法人日本言語聴覚士協会　協力

中島匡子　著

ぺりかん社

はじめに

言語聴覚士《ちょうかくし》は、医療《いりょう》専門職です。その名が示すように言語や聴覚、つまり言葉や聞こえに障害のある人のリハビリテーションを担当します。また摂食嚥下《せっしょくえんげ》障害といって、食べたり飲んだりするための体の機能に障害がある人にも対応します。

さて、「リハビリテーション」とは何でしょうか。その語源は、古代ローマ帝国の時代から使われていた言語であるラテン語で、re（再び）＋habilis（適した、ふさわしい）に由来すると言われています。ですからリハビリテーションとは、人間が本来あるべき姿を取り戻《もど》すこと、ととらえることができます。

一般に「リハビリ」と聞くと、まず思い浮かべるのは、病気やけがをした人が歩く練習をするなど、身体の機能の回復をめざす姿なのかもしれません。しかし「人間が本来あるべき姿」には、身体機能だけにとどまらない、大きな意味があります。それは「人間らしく豊かに生きる」ということです。豊かとは、お金持ちということではなく、心か豊かである、という意味です。

人はみな、社会の一員として暮《く》らしています。自分をとりまく環境《かんきょう》のなかで、家族はもちろん、さまざまな人や物事とかかわりながら、日々の生活を営んでいます。ですから心身に障害がある人も、生きがいをもって生活するために、機能の回復はもちろん、社会参加によって豊かな人生を実現させることが、リハビリテーションの目標です。

ここで言語、聴覚、摂食嚥下《せっしょくえんげ》に障害がある人のことを、自分に置き換《か》えて考えてみてください。もし、あなたが、言いたいことを言葉で相手に伝えることができなかったら？周りの人の声も、楽しい音楽も聞くことができなかったら？目の前においしい食べ物があるのに、それを食べることができなかったら？

言語聴覚士は、そんな障害のある人たちに寄り添《そ》い、支える仕事です。機能を向上させるための訓練や指導をし、よりよい社会参加をめざします。さてどんなふうに、支援《しえん》を行っていくのでしょうか。

本書では、言語聴覚士の仕事、言語聴覚士になるための方法について紹介するとともに、現役の言語聴覚士のみなさんに、現場の仕事のようすややりがいについて、具体的に語っていただいています。将来、医療《いりょう》関係の仕事に就きたいと思っている人はもちろん、人とおしゃべりすることや食べることが大好きな人にも、ぜひ読んでほしいと思います。本書の内容があなたの心に響き、未来の進路を決めるきっかけになることができたなら、こんなにうれしいことはありません。

著者

言語聴覚士になるには　目次

［3章］

なるにはコース

※本書に登場する方々の所属等は、取材時のものです。

［装幀］図工室　［カバーイラスト］ハラアツシ　［本文イラスト］熊アート　小林由枝

「なるにはBOOKS」を手に取ってくれたあなたへ

「働く」って、どういうことでしょうか?

「毎日、会社に行くこと」「お金を稼《かせ》ぐこと」「生活のために我慢《がまん》すること」。

どれも正解です。でも、それだけでしょうか? 「なるにはＢＯＯＫＳ」は、みなさんに「働く」ことの魅力《みりょく》を伝えるために１９７１年から刊行している職業紹介《しょうかい》ガイドブックです。

各巻は3章で構成されています。

【1章】ドキュメント 今、この職業に就いている先輩《せんぱい》が登場して、仕事にかける熱意や誇《ほこ》り、苦労したこと、楽しかったこと、自分の成長につながったエピソードなどを本音で語ります。

【2章】仕事の世界 職業の成り立ちや社会での役割、必要な資格や技術、将来性などを紹介《しょうかい》します。

【3章】なるにはコース なり方を具体的に解説します。適性や心構え、資格の取り方、進学先などを参考に、これからの自分の進路と照らし合わせてみてください。

この本を読み終わった時、あなたのこの職業へのイメージが変わっているかもしれません。

「やる気が湧《わ》いてきた」「自分には無理そうだ」「ほかの仕事についても調べてみよう」。

どの道を選ぶのも、あなたしだいです。「なるにはＢＯＯＫＳ」が、あなたの将来を照らす水先案内になることを祈っています。

1章

ドキュメント

言葉、聞こえ、食べる機能を支援する！

ドキュメント 1 大学病院で働く言語聴覚士

患者さんとともに 1日も早い社会復帰をめざして

慶應義塾大学病院《けいおうぎじゅくだいがくびょういん》
リハビリテーション科《か》
安藤牧子《あんどうまきこ》さん

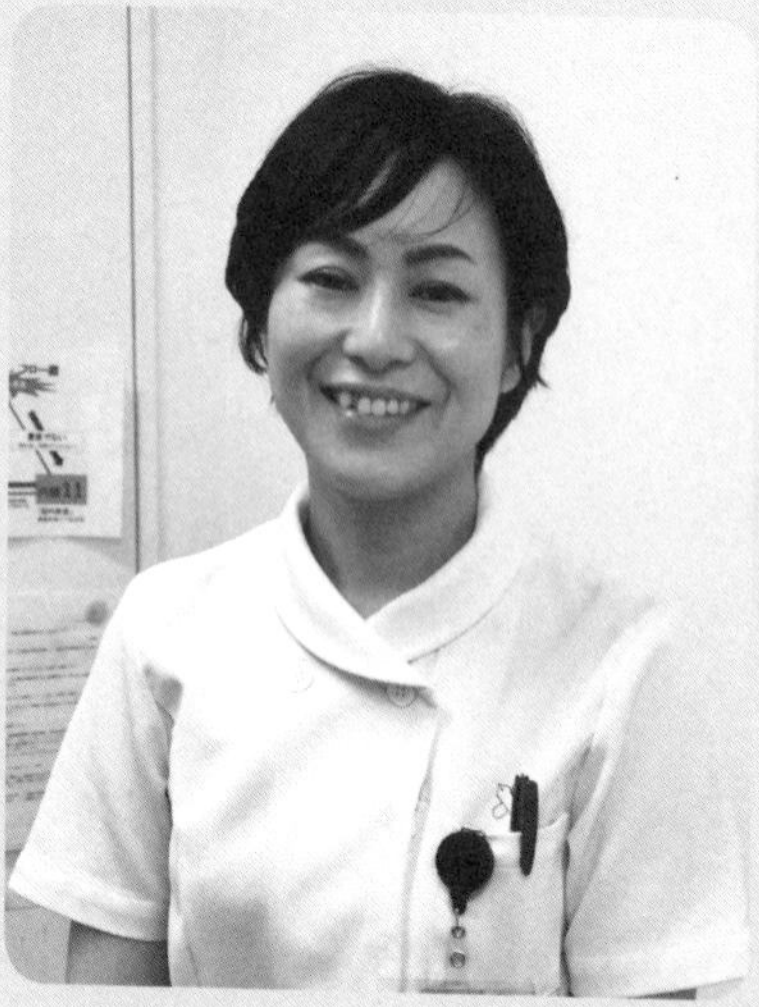

安藤さんの歩んだ道のり

自身の入院を機に医療職《いりょうしょく》に興味をもち、事務の仕事からの転職を決意し、27歳《さい》で言語聴覚士《ちょうかくし》の資格を取得した安藤さん。神奈《かな》川県《がわけん》と静岡県《しずおかけん》でそれぞれ3年半働いた後、慶應義塾大学病院へ移り、主にがん患者《かんじゃ》のリハビリを担当している。「言語聴覚士は食事や会話の機能回復を手助けする仕事。患《かん》者《じゃ》さんといっしょに成功体験を味わうことができ、とてもやりがいがあります」と話す。

転職して言語聴覚士の道へ

私が言語聴覚士になったきっかけは、20代前半で、はじめて入院を経験したことです。当時は医療《いりょう》と関係のない事務の仕事をしていたのですが、入院中に、人との距離《きょり》が近い医《い》療《りょう》の仕事にたずさわる人たちを間近で見て、とても魅力《みりょく》を感じました。

退院後、医療系《いりょうけい》の資格をとりたいと思い調べたところ、言語聴覚士という仕事があることを知り、25歳《さい》で転職を決意して、大卒者対象の2年制専門学校へ入学しました。

私が卒業する年の1998年は、ちょうど言語聴覚士が国家資格になった年です。その年の国家試験に無事合格して、神奈川県の鶴《つる》巻温泉病院《まきおんせんびょういん》に就職することができました。この病院では脳卒中（脳血管疾患《しっかん》）の後遺《こうい》症《しょう》で摂食嚥下《せっしょくえんげ》障害のある患者《かんじゃ》さんや、失語《しつご》症《しょう》や高次脳機能障害になった患者《かんじゃ》さんのリハビリを担当しました。

がん患者《かんじゃ》のリハビリに取り組む

3年半経験を積んで、言語聴覚士の仕事に慣れたころ、新しく開院する静岡県立静岡《しずおかけんりつしずおか》がんセンターで言語聴覚士を一人採用することになったと、臨床《りんしょう》実習を指導していただいた恩師から話がありました。私は「脳血管疾《しっ》患《かん》以外の患者《かんじゃ》さんをみて、経験を深めたい」「診療科《しんりょうか》が多岐《たき》にわたる病院でも働いてみたい」という二つの理由から、職場を変える決意をしました。

2002年当時、国内のがんセンターで言語聴覚士を採用しているところはまだ少なく、いても言語聴覚士は一人という状況《じょうきょう》でした。

一人職場への不安はありましたが、新しいことに挑戦《ちょうせん》したいという気持ちのほうが強かったのです。

静岡がんセンターでは、頭頸部《とうけいぶ》がん（喉頭《こうとう》がん、舌がんなど）や食道がんで手術をした患者《かんじゃ》さんの摂食嚥下《せっしょくえんげ》訓練を中心に、リハビリを担当しました。がんの治療《ちりょう》をしながらのリハビリなので、患者《かんじゃ》さんの状態は刻々と変わります。その状態に合わせて適切なリハビリを行うためには、がん治療《ちりょう》に関する知識も必要でした。幸い、静岡がんセンターは日本のがんセンターのなかでリハビリテーション科をはじめて置いた病院で、リハビリ科にリハビリテーション専門医がいたため、治療《ちりょう》の知識については医師に相談して補いました。

また、がん患者《かんじゃ》さんにどのようなリハビリが有効か、自分で文献《ぶんけん》を探して勉強もしました。当時日本に少なかった口腔咽頭《こうくういんとう》がんの摂《せっ》食嚥下《しょくえんげ》障害について書いた本を、線を引きながら何度も読みましたし、アメリカの言語聴覚士ががん患者《かんじゃ》の嚥下《えんげ》訓練について書いた訳本も読みました。そうやって学んだことを実践《じっせん》しながら、リハビリの技術を向上させていきました。

手術前にオリエンテーション

現在の職場である慶應義塾大学病院に移ったのは２００７年で、今年勤続11年目になります。

慶應義塾大学病院は最先端《さいせんたん》の医療《いりょう》を提供する、急性期の病院です。急な病気やケガで入院した患者《かんじゃ》さんを受け入れ、検査、手術など高度で専門的な治療《ちりょう》を行い、患者《かんじゃ》さんは２週間から２カ月くらいで退院します。私のいる

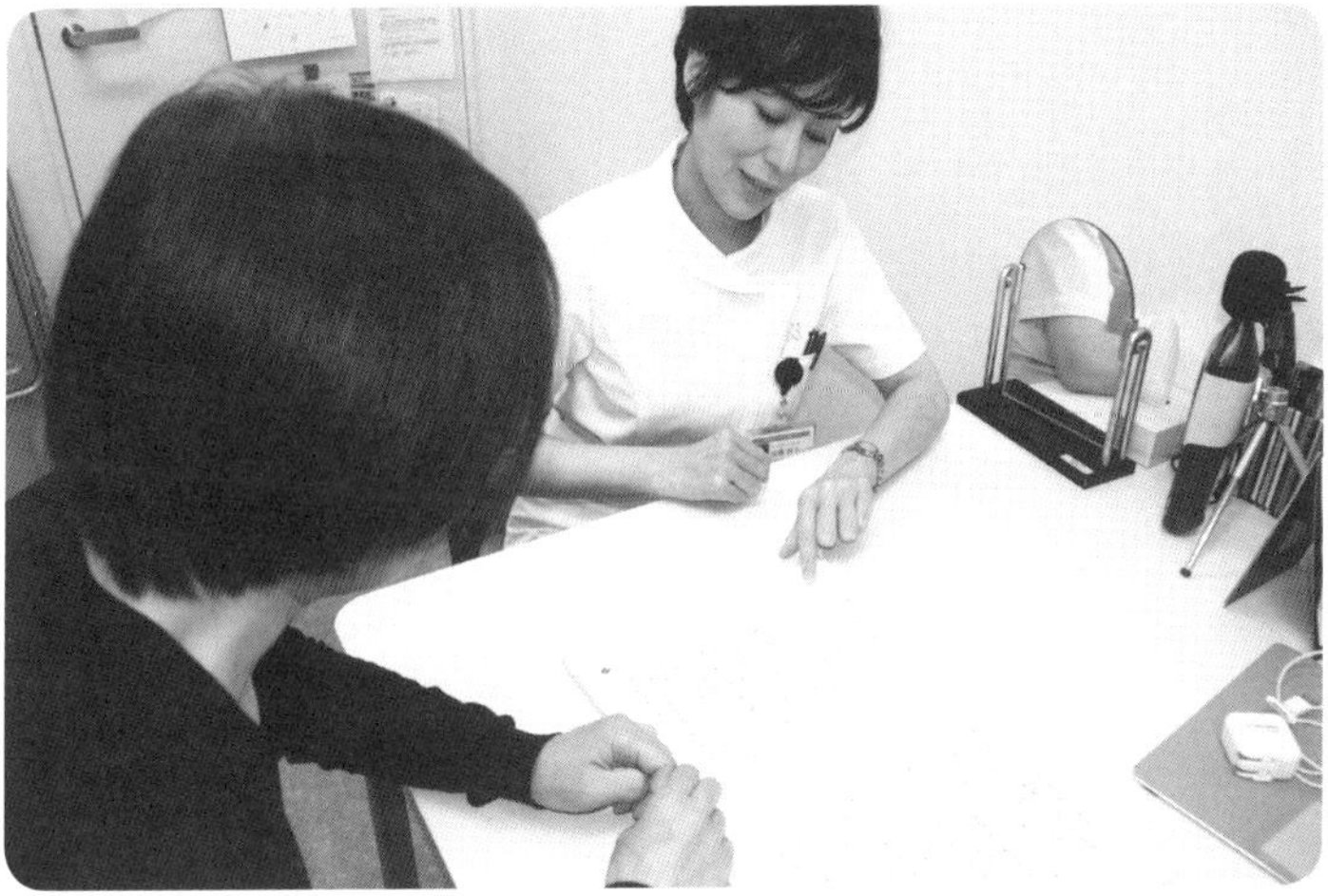

音読指導。舌がんなどで言葉に障害が出た人が正しい発音を練習します

リハビリテーション科は、患者《かんじゃ》さんの1日も早い社会復帰をめざして、後遺症克服《こういしょうこくふく》のための訓練などを重点的に行っています。私は主に食道がんや頭頸部《とうけいぶ》がんの手術をした人の、術後の嚥下《えんげ》訓練や言語訓練を担当しており、脳腫瘍《のうしゅよう》や骨髄《こつずい》移植後の患者《かんじゃ》さんをみることもあります。

がんの手術後に食事や会話に障害が出ることが予測できる人に対しては、手術前のオリエンテーションで、術後どんな障害が出て、どんなリハビリをするかといった説明をします。しかし、言葉で聞いただけでは、患者《かんじゃ》さんは自分がどれくらい変わってしまうのかイメージしにくく、不安が募《つの》るものです。そこで、心理的負担を少しでも軽減してもらうために、手術後のトレーニングについて説明する動画を見てもらいます。

手術後に起きる障害がどれくらい回復するかの目安を立てるため、手術前の飲みこみや発音の状態の評価も行います。飲みこみの評価は、30秒間に唾液《だえき》を何回飲みこめるかを測定する反復唾液嚥下《だえきえんげ》テストを行います。また、3ccと30ccの水を飲んでもらい、むせこみがないかや、いっきに飲むくせがないかなど、飲み方の習慣もチェックしておきます。

1日に20人近くの訓練を担当

始業は午前8時30分。まず、言語聴覚士間のミーティングがあり、9時に訓練がスタートします。口腔《こうくう》ケア用スポンジ、冷たい綿棒、とろみ剤《ざい》など、嚥下《えんげ》訓練に使うものを入れたバッグを持って病棟《びょうとう》を回り、手術後の患者《かんじゃ》さんの摂食嚥下《せっしょくえんげ》訓練を行います。午前12時〜午後1時は休憩《きゅうけい》時間ですが、患者《かんじゃ》さんの食事のようすを見に行くことが多く、なかなかその時間に昼食をとることはできません。訓練が空いた時間に、急いで昼食をとるといった感じです。音声訓練や言語訓練の患者《かんじゃ》さんは、言語聴覚療法室《りょうほうしつ》に来てもらって訓練しますが、それ以外はひたすら病棟《びょうとう》を回り、1日に20人近い患者《かんじゃ》さんに対応します。

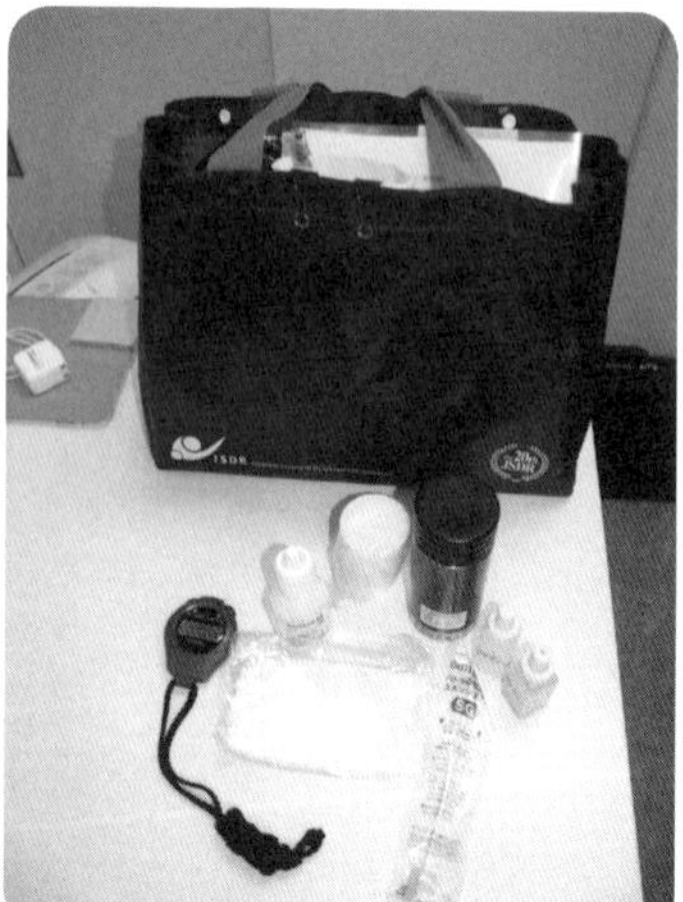
ストップウオッチやとろみ剤などは必需品

また言語聴覚療法室《りょうほうしつ》には、入院患者《かんじゃ》さん

だけでなく、外来の患者《かんじゃ》さんも来室します。入院中に嚥下《えんげ》や発話の訓練を受け、退院後も継続《けいぞく》して言語聴覚療法《りょうほう》を受けに来ている患《かん》者《じゃ》さんなどです。

看護師などとの連携《れんけい》

訓練の進み具合は逐一《ちくいち》、電子カルテに書きこむなどして医師や看護師に報告しています。

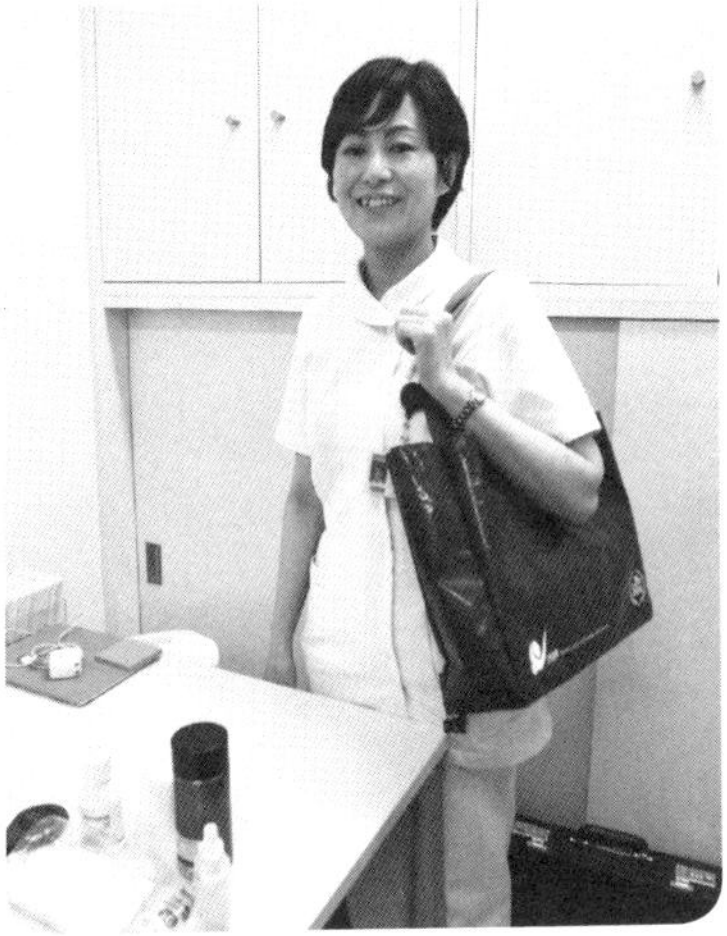

訓練に必要な道具をバッグに入れて病棟へ

情報を共有するのは、患者《かんじゃ》さんに最適な医《い》療《りょう》サービスを行うためにとても大切なことです。

また患者《かんじゃ》さんが早期に退院・社会復帰できるように支援《しえん》することが病棟《びょうとう》の目標ですから、看護師には「決められたリハビリ時間だけでなく、病棟《びょうとう》でも自分たちがつきそってできる訓練をしよう」という意識が高く、私たちリハビリを担う専門職と看護師は、あらゆる手段で連携《れんけい》しています。電子カルテやPHSでやり取りしたり、病棟《びょうとう》にいる時に直接「このように行ってください」と看護師にお願いすることもあります。2人いる摂食嚥下《せっしょくえんげ》障害看護認定看護師から「みてほしい患者《かんじゃ》さんがいるのだけど」と連絡《れんらく》が来て、その患者《かんじゃ》さんの訓練にいっしょに行くこともあります。

週1回、多職種の医療《いりょう》従事者が集まって

話し合うカンファレンスもあります。しかし、急性期の病院なので、患者《かんじゃ》さんの状態は変わりやすく、専門職同士は日々連絡《れんらく》し合って対応しています。

食道がんの手術後のリハビリ

食道がんの患者《かんじゃ》さんの場合、手術の影響《えいきょう》で、声帯を動かす筋肉を支配している反回神経がまひしてしまうことがあります。それにより気管の入り口にある声帯がうまく閉じなくなると、水などが誤って気管に入ってしまい、むせやすくなります。そこで、食事前に「うっ」と息をこらえて声帯を閉じてから飲みこんでもらい、最後に咳払《せきばら》いするというトレーニングを行います。それを食事の前に行って習慣化することで誤嚥《ごえん》を防ぎます。

反回神経まひは、声がかすれるという音声障害も起こします。これを改善するために、声帯のまわりの筋肉を動かすトレーニングを

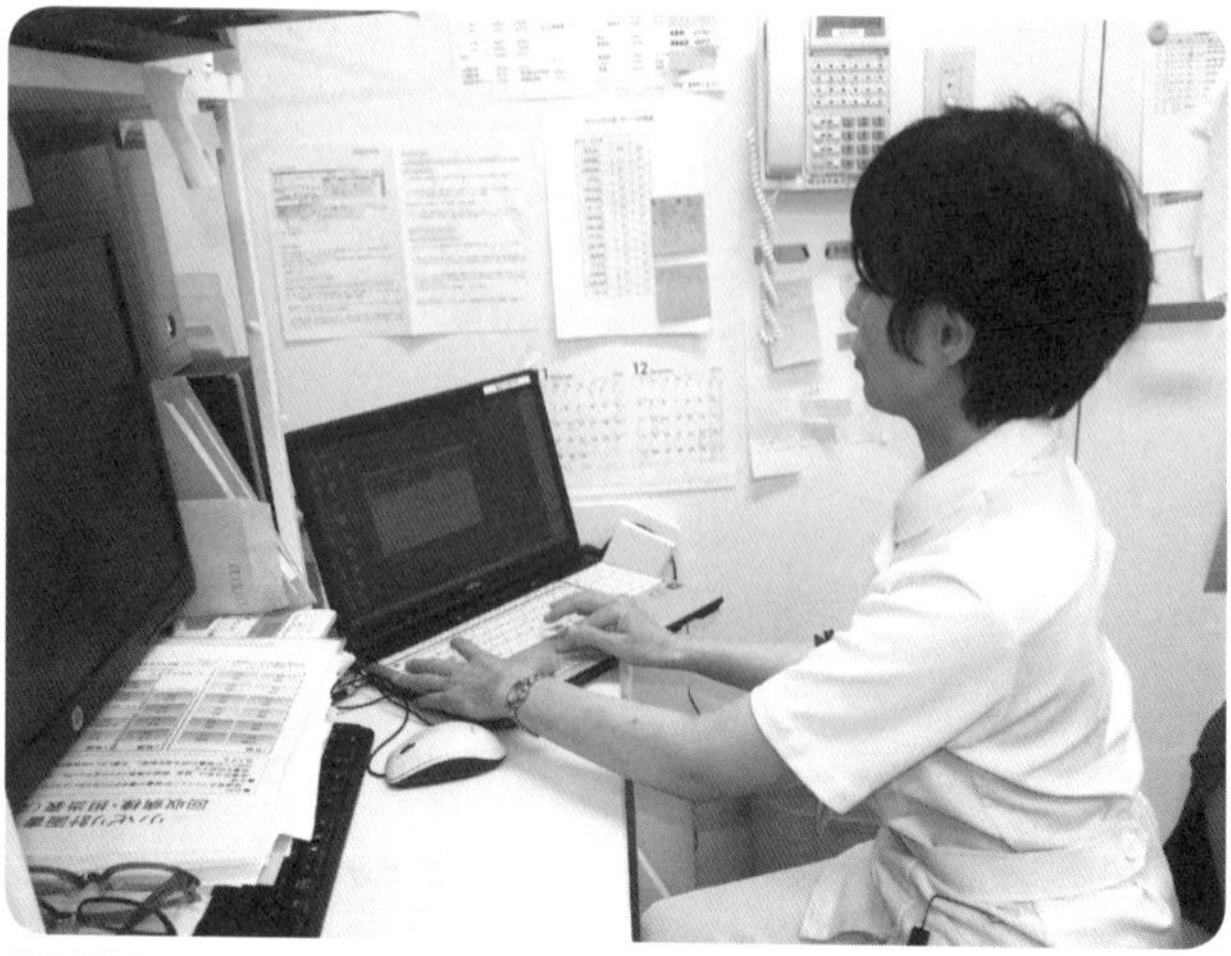

言語聴覚療法の記録は、毎日電子カルテに詳細に記入します

行います。体に力を入れて「エイッ」とのどを詰《つ》める発声をして、声帯を閉じる訓練や、音程を上げたり下げたりすることで声帯を前後に伸《の》び縮みしやすくするトレーニングなどがあります。

あきらめず訓練して声を取り戻《もど》す

60代男性の高橋《たかはし》さん（仮名）は食道がんの手術後、1週間目からリハビリを開始しました。高橋さんは嚥下《えんげ》訓練にまじめに取り組み、食事はふつうにとれるようになりましたが、音声に障害が残りました。声のかすれが強くてコミュニケーションをとりにくくなってしまったのです。会社で活躍《かつやく》されていた方でしたが、もとの仕事に戻《もど》るには不便が生じている状況《じょうきょう》でした。

もとの声に戻《もど》るかどうかの目安は半年と言われています。手術の影響《えいきょう》で反回神経が切れている、もしくはダメージが大きいと、もとの声には戻《もど》りません。反回神経が回復するかどうか、それがわかるのが半年後なのです。

高橋さんは退院後も外来でリハビリに来て、音声訓練にはげみました。しかし、半年過ぎても声のかすれは変わりません。そうした場合、耳鼻科で声帯の位置を動かすといった手術をするという選択肢《せんたくし》もあります。しかし高橋さんは、「もう少しリハビリをがんばりたい」と手術は受けず、ひたすら音声訓練を続けました。

すると奇跡的《きせきてき》なことに、8カ月か過ぎたころ、仕事に支障がないくらいきれいに声が出るようになったのです。このケースで私は、「あきらめないで続けること」の大事さを学ばせていただきました。

舌がんの手術後のリハビリ

40代男性の山崎《やまざき》さん（仮名）は舌がんの手術を受け、舌の一部を切除しました。手術の1週間後くらいから、舌以外の唇《くちびる》、頬《ほお》など、口まわりをよく動かして硬《かた》くなった筋肉をほぐすよう指導し、発音や飲みこみに関係するあごの関節部分もよく動かしてもらうようにしました。経管栄養の管が取れ、口からの食事になったら嚥下《えんげ》訓練を始めます。最初はゼリーやスープなど飲みこみやすいものから始め、ペースト状、きざみ食へと進めていきました。

発話の訓練は、手術後10日目くらいから言語聴覚療法室《りょうほうしつ》に来てもらって始めました。手術後は口が開きにくくなるので、まずは口を開ける練習をします。自分の手の親指と人差し指を口に入れて上下に大きく開けてもらい、10秒間キープ。それを食事の前に毎回5セットずつ行うよう指導します。舌を出して、左右に動かす運動も行います。

口の運動、舌の運動を行った後は、発音練習です。間違《まちが》いやすい「て」と「け」、「こ」と「と」などの発音を集中的に練習します。「手配」と「気配」、「展開」と「見解」などを大きな声で言ってもらい、『て』の発音は、舌を前に出して」などとアドバイスします。正しい発音で文章を読む練習も行います。山崎さんは手術をして1カ月半後には、食べることも話すことも、ほぼ問題なくできるようになり、笑顔で退院されていきました。

新しい声の獲得《かくとく》をサポート

喉頭《こうとう》がんなどで声帯を摘出《てきしゅつ》しなければなら

ない場合、自分の声は一生出せなくなります。そこで電気式人工喉頭《こうとう》、シャント発声、食道発声など、新しい声を獲得《かくとく》する方法を習得してもらいます。

電気式人工喉頭《こうとう》は、ブザーのような音が出る振動子《しんどうし》のついた器具をのどの皮膚《ひふ》にあて、口の中に響《ひび》かせて舌や口を動かすことで発声する装置《そうち》です。簡単に声を出せる方法なのですが、抑揚《よくよう》のない機械的な声になるのが難点です。耳鼻咽喉科《いんこうか》での手術が必要なシャント発声は、気管と食道のあいだに穴を開け、器具を装着《そうちゃく》する手術を行うことで発声する方法です。最近増えてきた方法ですが、なかには手術をしてもうまく声を出せずにリハビリに来る人もいます。食道発声はゲップをコントロールするように、口から入れた空気を逆流させ、その時に食道の一部を振動《しんどう》させて発声する方法です。

こうしたさまざまな方法があることを手術前に説明しておき、手術後は、まず電気式人工喉頭《こうとう》の使い方を習得してもらい、その後、どの方法を選択《せんたく》するか患者《かんじゃ》さんに決めてもらいます。

リハビリを続け2年後に声を獲得《かくとく》

喉頭《こうとう》がんで声帯を含《ふく》む喉頭《こうとう》を摘出《てきしゅつ》し、声を出せなくなった60代男性、吉田《よしだ》さん（仮名）も印象に残っています。術後、電気式人工喉《こう》頭《とう》の訓練を行い、会話ができるようになっていました。が、抑揚《よくよう》のない声になるので、社会復帰は困難です。そこで、食事ができるようになると食道発声の練習を始めました。

吉田さんは退院した後も、外来で月に1回～2回、私のリハビリに来て、食道発声の練習を続けましたが、なかなかうまく声を出せません。音は出るのですが、すぐに途切《とぎ》れてしまい、「おはよう」と言っても、「よう」が聞こえないといった状態でした。喉頭摘出《こうとうてきしゅつ》後《ご》の人たちが集まって自主的に発声練習をしている患者会《かんじゃかい》があるので、参加を勧めたのですが、当初はそこにもなかなか行こうとなさいませんでした。

しかし1年後、がんの再発がなかったのが契機《けいき》になったのでしょうか、前向きな気持ちで患者会《かんじゃかい》へも参加するようになりました。練習の回数が増え、その結果、約2年後に食道発声ができるようになったのです。本人も喜んでいましたが、私自身も、長期にわたってみてきた吉田さんが、ついに声を使ったコミユニケーションをとれるようになって、とてもうれしく思いました。

患者《かんじゃ》さんといっしょに成功体験

私が常に心がけていることは、患者《かんじゃ》さんに接する時、私のほうから一方的に話すのでなく、一歩引いて、患者《かんじゃ》さんの気持ちや考えをしっかりと聞く姿勢をもつことです。また学会へ参加したり、自分自身の研究テーマを見つけたり、どんなかたちであっても勉強することをやめないということも大事にしています。

今も文献《ぶんけん》に目を通したり、関連の学会に出て新しい知見を得たりするなど、勉強は欠かせません。静岡がんセンターで働いていた時は年に2回、慶應大学病院に移ってからも年1回は、学会で発表をしてきました。最近は、これまで行ってきたことをシンポジウム等でお話する機会も増えています。

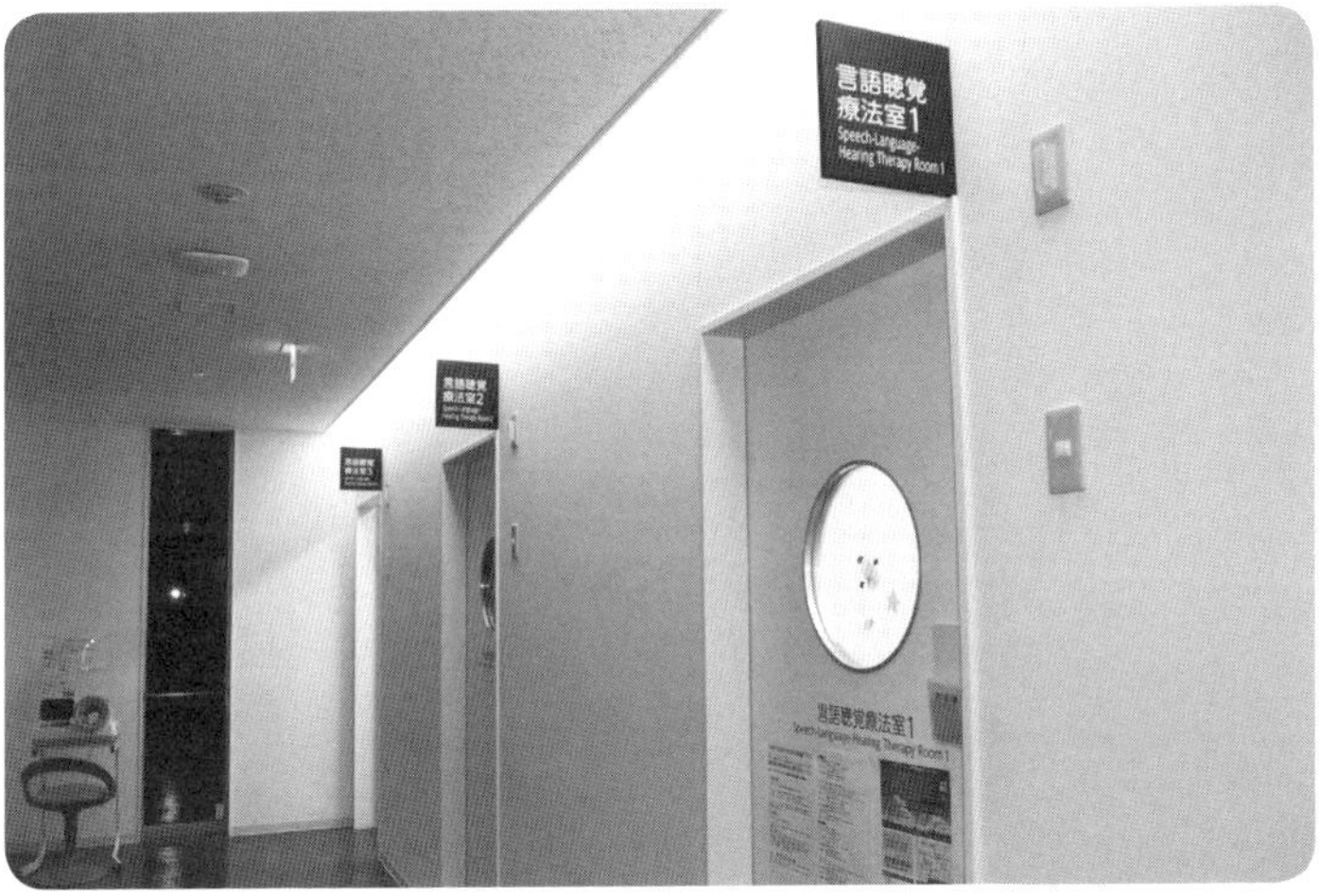

慶應義塾大学病院の言語聴覚療法室

勉強や研究にはげむのは、自分自身をスキルアップしなければ、患者《かんじゃ》さんへのよりよいサービスにつながらないと思うからです。勉強も好きですが、基本は、人が好きなのですね。言語聴覚士に大切なのは、この「人が好き」という気持ちだと思います。

言語聴覚士は、食べる、話すという、生きるうえで基本となる機能を奪《うば》われた人の回復を手助けするのですから、やりがいは非常に大きい仕事です。言葉で、複雑なコミュニケーションをとれるのは人間だけで、それができなくなった人は、たいへん大きな喪失感《そうしつかん》とストレスにおそわれます。100%もとに戻《もど》ることが難しくても、その状況《じょうきょう》から少しでも抜《ぬ》け出せるお手伝いができて、患者《かんじゃ》さんといっしょに成功体験を味わえるのが、この仕事の大きな喜びだと思っています。

ドキュメント 2 リハビリテーション専門病院で働く言語聴覚士

食べること、話すことの楽しみを取り戻すお手伝い

春日居《かすがい》サイバーナイフ・リハビリ病院《びょういん》
リハビリテーション部《ぶ》
安《やす》富《とみ》朋《とも》子《こ》さん

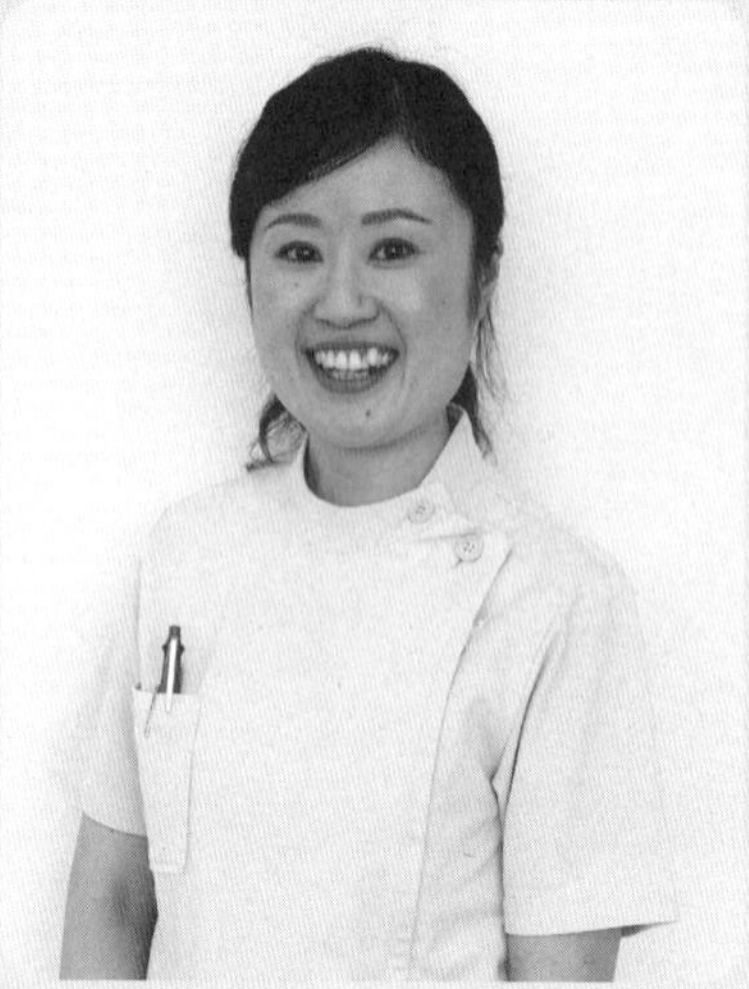

安富さんの歩んだ道のり

高校時代から「人の役に立つ仕事に就きたい」と希望。3年生の時、保健医《い》療《りょう》福《ふく》祉《し》の人材を養成する大学を見学して言語聴覚士という職業を知り、自分に合った仕事だと直感。4年間、大学で学んで言語聴覚士となり、春日居サイバーナイフ・リハビリ病院に勤務する。現在、6年目。「言語聴覚士は、いくつもの感動の瞬間《しゅんかん》に立ち会えるすばらしい仕事です！」と語る。

高3の時、言語聴覚士になろうと決意

私が「言語聴覚士」という職業があることを知ったのは高校3年生の時です。出身地の静岡県にある聖隷《せいれい》クリストファー大学《だいがく》を見学したさい、言語聴覚学科の先生から「うまく食べられなかったり話せなかったりして困っている人がたくさんいるが、それを助ける言語聴覚士が足りない」と聞き、興味をもったのです。それまで私は、「何か人の役に立つ仕事をしたい」と考えていたものの、どんな仕事が自分に向いているかもわかりませんでした。私は、食べること、話すことが大好きです。それができなくて困っている人がいる。そうした人の役に立てるならと決意して、聖隷クリストファー大学の言語聴覚学科に入学しました。

大学での勉強は密度の濃《こ》いものでした。先生方は、実際に言語聴覚士として働いて、つらい気持ちの患者《かんじゃ》さんと接してきた方々です。何も知らない私たちにていねいに、厳しく教えてくださいました。特に実習中は、訓練のようすを見学したり、聴覚や言語の検査を手伝ったり、口の中をきれいにする口腔《こうくう》ケアをやらせてもらったりと、緊張《きんちょう》の連続でした。そうした実務経験を毎日レポートに書いて提出しなければならず、夜中までかかって書き上げたりもしました。

でも、その実習期間中にすばらしい言語聴覚士の女性に出会いました。その人は一人ひとりの患者《かんじゃ》さんの思いに寄り添《そ》い、話ができない患者《かんじゃ》さんの気持ちを手の動きや表情から読みとって温かく接し、患者《かんじゃ》さんからとても信頼《しんらい》されていたのです。その人がいることで

スタッフの雰囲気《ふんいき》もよくなる、そんな言語聴覚士でした。それまでの私は言語聴覚士になることへの不安もありましたが、この人に出会って「この先生のようになりたい」と強く思い、気持ちが固まりました。

職場はリハビリ専門病院

２０１１年４月から山梨県《やまなしけん》にある春日居サイバーナイフ・リハビリ病院のリハビリテーション部言語聴覚科で働いています。この病院は、脳の血管の病気や交通事故の後遺症《こういしょう》などで苦しむ人びとのリハビリテーションを３６５日体制で行い、社会復帰のお手伝いや自分らしい生活ができるようにサポートをするリハビリ専門病院です。医師、看護師、理学療法士《りょうほうし》、作業療法士《りょうほうし》、言語聴覚士といった異なる職種の医療《いりょう》専門職がチームを組んで治療《ちりょう》やケアにあたっています。リハビリスタッフの数が多く、言語聴覚士も私を含《ふく》めて10人います。言語聴覚科では、言葉の障害がある人への言語療法《りょうほう》や、食べるのに障害がある人への摂食嚥下《せっしょくえんげ》訓練（食べ物を噛《か》み砕《くだ》いて飲みこむ訓練）を行っています。

忘れられない最初の患者《かんじゃ》さん

勤務して、最初に担当した患者《かんじゃ》さんのことは今でも忘れられません。野村《のむら》さん（仮名）は60歳《さい》女性、脳出血で倒《たお》れて左半身がまひし、食事もとれなくなった重症《じゅうしょう》の状態でした。急性期の病院（緊急《きんきゅう》な状態にある患者《かんじゃ》に高度で専門的な医療《いりょう》を提供する病院）での治療《ちりょう》を終えて、春日居サイバーナイフ・リハビリ病院に転院してきたのですが、最初はベッドの上で毎日泣いていました。呼吸がうまくできず、気管切開してチューブで肺に空気を入れていたため、声も出せません。食べ物を飲みこめないため、鼻から管を入れて栄養をとっていました。野村さんが、話ができるようになり、食べられるようになるためには、すべて言語聴覚士である自分にかかっていると思うと、責任を感じて身が震《ふる》える思いでした。

　最初に行うことは患者《かんじゃ》さんとコミュニケーションをとることです。野村さんは右手を使えたので、紙に文字を書いてもらって意思を伝えてもらいました。コミュニケーションがとれてきたら、摂食嚥下《せっしょくえんげ》訓練が始まります。唇《くちびる》、舌、あごなど口の運動器官を評価しながら、飲みこみの練習をしました。まずは口の中を湿《しめ》らせて、唾液《だえき》を飲む練習です。唾液《だえき》が飲めるようになってきたら、水分、つぎはゼリー、と飲みこむ練習をしていきます。

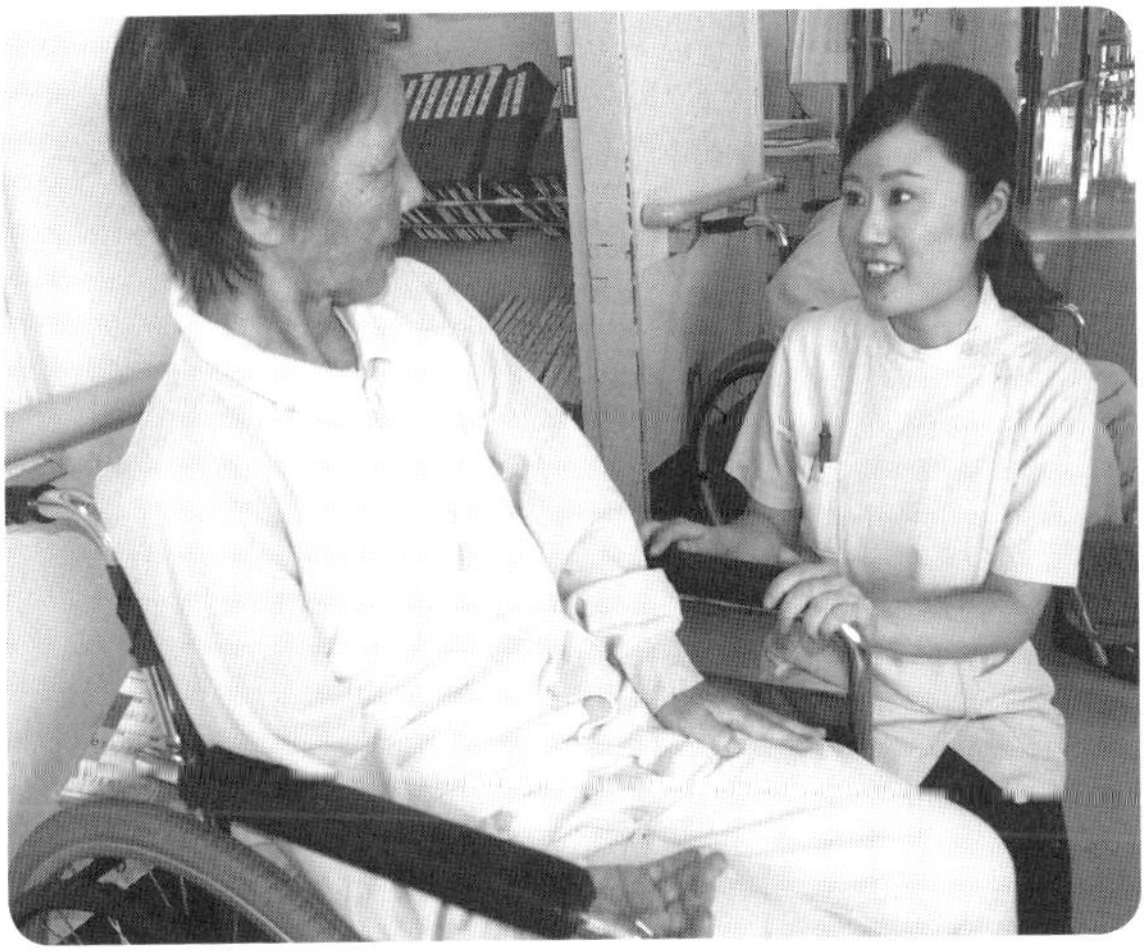
失語症の患者さんと、笑顔でコミュニケーション

　食事をとれるようになると鼻の管を抜《ぬ》き、声を出す練習を始めました。しかし、長い期間、気管切開をしていたので、切開部分をふ

さぐと過呼吸のようになってしまい、声を出すどころではありません。そこで、呼吸訓練から始めて、呼吸がうまくできるようになってから、声を出す訓練に入りました。ところが、声の出し方も忘れてしまったようで、のどを詰《つ》めたような発声が長く続きました。先輩《せんぱい》の言語聴覚士に、咳払《せきばら》いしたら声が出せないかとアドバイスをいただいて、試してみたら、自然に声が出るようになり、話せるようになりました。その時は野村さんも私も涙《なみだ》、涙《なみだ》でした。

40分間の訓練を毎日行うだけでなく、業務の空いている時間は野村さんの病室へ行って、より親しみをもってもらえるようにしました。野村さんは手足のリハビリもされていたので、そのようすを見に行って、話しかけたりもしました。働き始めたばかりの私は担当する患《かん》者《じゃ》さんの数が少なく、時間的な余裕《よゆう》もありましたし、新人の私にできることは、患者《かんじゃ》さんに信頼《しんらい》してもらい、いちばんいいものを提供できるように一生懸命《けんめい》かかわることだと思ったからです。

6カ月後、野村さんは食事も会話もできるようになって退院していきました。「あなたのおかげで食べられるようになり、声を出して話せるようになりました。本当にありがとう」と言われた時は、言語聴覚士になってよかったと心から思いました。

1日に10人以上の訓練を担当

毎朝8時前に出勤し、8時30分からミーティングがあります。スタッフルームに理学療《りょう》法士《ほうし》、作業療法士《りょうほうし》、言語聴覚士など出勤しているリハビリ職員全員が集まり、「〇〇さん

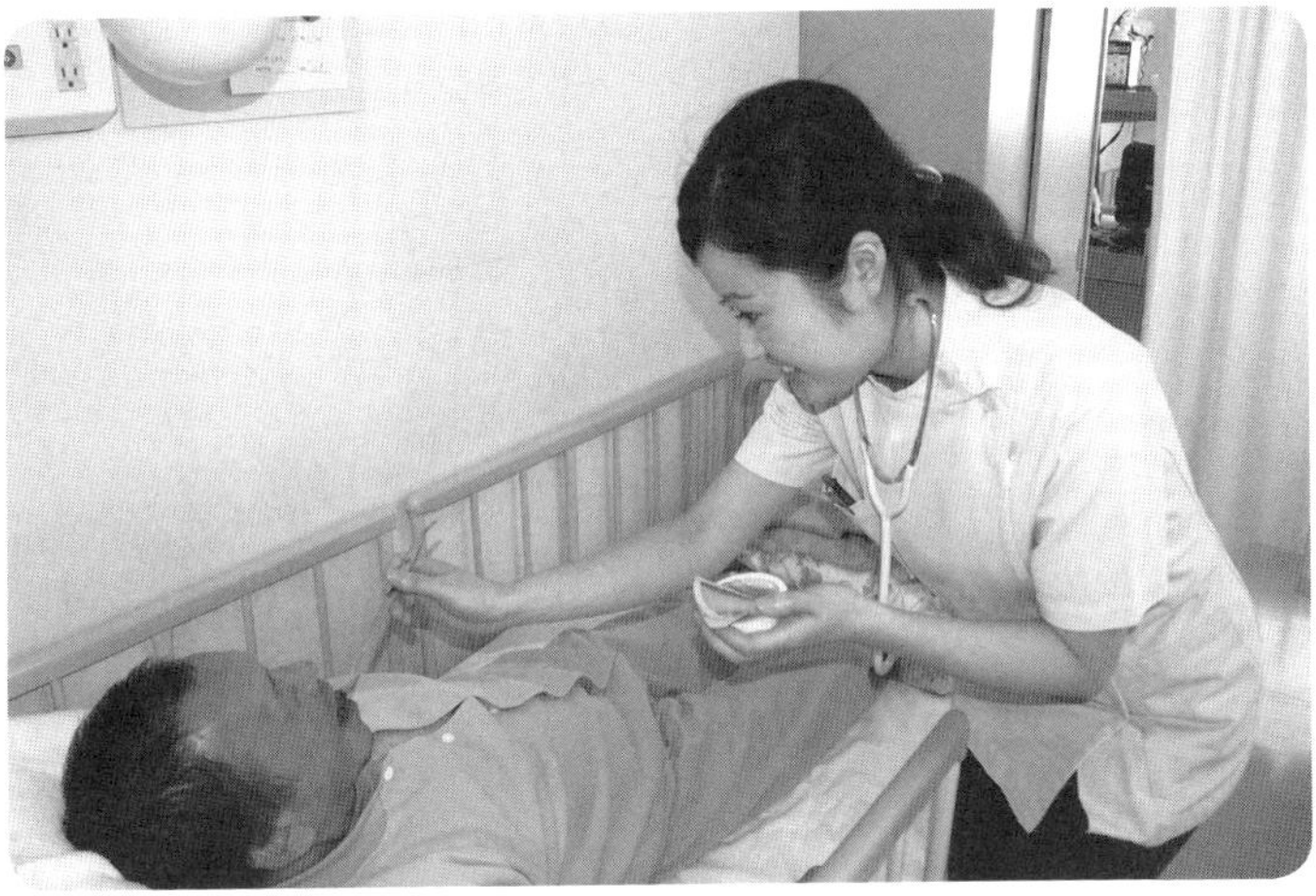

ゼリーを食べてもらい、飲みこみのようすを観察

は昨日、熱が出て、体調はあまりよくありません」といった患者《かんじゃ》さんの情報を共有します。

8時50分から、担当する患者《かんじゃ》さんの訓練が始まります。1人20分〜40分。自分で歩いて言語訓練室まで来られる患者《かんじゃ》さんは訓練室でみますが、重症《じゅうしょう》の患者《かんじゃ》さんの場合は、私が病室に出向いて行います。午前中、7人をみて、12時〜午後1時までは、食べ物でリハビリをしたい人や誤嚥《ごえん》のリスクが高い人のサポートをします。飲みこみに不安がある人や食べるとむせてしまう人には、姿勢の指導から入り、食べ物がのどに残ってしまってうまく飲みこめない人には、お茶やゼリーをごはんと交互《こうご》に食べる交互嚥下《こうごえんげ》で食べるよう声かけをしたりします。

午後1時〜2時までは休憩《きゅうけい》時間です。午後は2時〜5時までのあいだに4人の患者《かんじゃ》さんをみます。治療《ちりょう》や訓練は午後5時で終了《しゅうりょう》しますが、その後、患者《かんじゃ》さん一人ひとりの訓練の記録や評価をまとめたり、翌日の訓練に使う教材を準備したりします。

週1回、言語聴覚士全員のミーティングがあり、このほか、訓練に困っている患者《かんじゃ》さんへの対応や評価についても、言語聴覚士全員で検討する症例《しょうれい》検討会が定期的に行われています。

患者《かんじゃ》さんの状態に合わせて対応を工夫

担当するなかでもっとも多いのは、脳梗塞《のうこうそく》や脳出血の後遺症《こういしょう》で食べること、話すことに障害があり訓練を必要とする患者《かんじゃ》さんです。

私が今、担当している62歳《さい》男性の木村《きむら》さん(仮名)は脳梗塞《のうこうそく》で倒《たお》れて、手足が動かず、話ができず、食事もとれません。そこでコミ

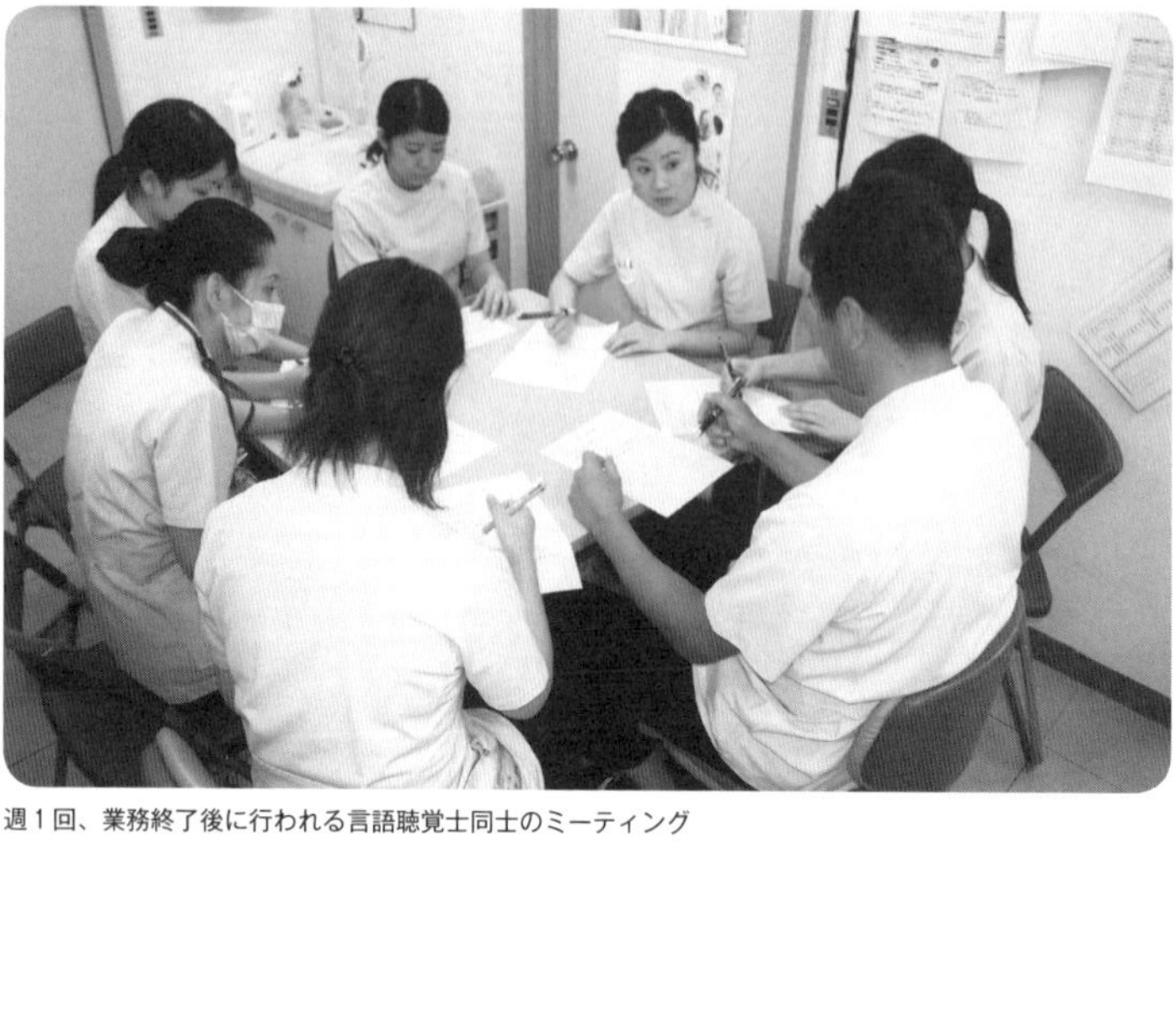

週１回、業務終了後に行われる言語聴覚士同士のミーティング

ユニケーション手段として50音表が書かれた透明《とうめい》文字盤《ばん》を使っています。たとえば「どこか痛いところはありますか」と聞いた時、患《かん》者《じゃ》さんが「か」の文字を見つめれば「か」と読み上げ、つぎに「た」の文字を見つめれば、「肩《かた》が痛いのですね」と、患者《かんじゃ》さんの言いたいことを読みとるのです。50音表のほか、「暑い」「寒い」「頭を上げたい」などを書いたオリジナルの文字盤《ばん》も作りました。文字を見る視線の動きで、まずはコミュニケーションをとりながら、摂食嚥下《せっしょくえんげ》訓練を行っています。

木村さんは舌を出すこともできないので、舌を刺激《しげき》したり、口のまわりの筋肉や唾液腺《だえきせん》をマッサージしたり、冷たい綿棒で口の中やのどぼとけを刺激《しげき》するなどして、飲みこみをうながしています。

⋯⋯⋯⋯⋯⋯⋯⋯⋯⋯⋯⋯⋯⋯⋯⋯⋯⋯⋯⋯⋯⋯⋯⋯⋯⋯⋯⋯⋯⋯⋯

患者さんのなかには認知症《にんちしょう》の人もいます。誤嚥性肺炎《ごえんせいはいえん》で入院した80歳《さい》男性の佐藤《さとう》さん(仮名)は私がベッドのそばへ行くと、「足が切られてなくなってしまったので見てください」と言ってきました。そんな時、「切られていませんよ」と否定的に受け止めると怒《おこ》り出して、スムーズに訓練ができなくなります。そこで、「ちょっと見てみますね」とひと呼吸おき、「足を曲げられてしまったのですね。切られてなくてよかったですね」と言うと落ち着いて、摂食嚥下《せっしょくえんげ》訓練がスムーズにできます。

看護師などほかの職種と協力し合うことも大事です。「今日、こんなことがあったのですが」と相談すると、「こういう声かけがいいよ」「今、調子よさそうだから行ってみたら」などといったアドバイスももらえるので、

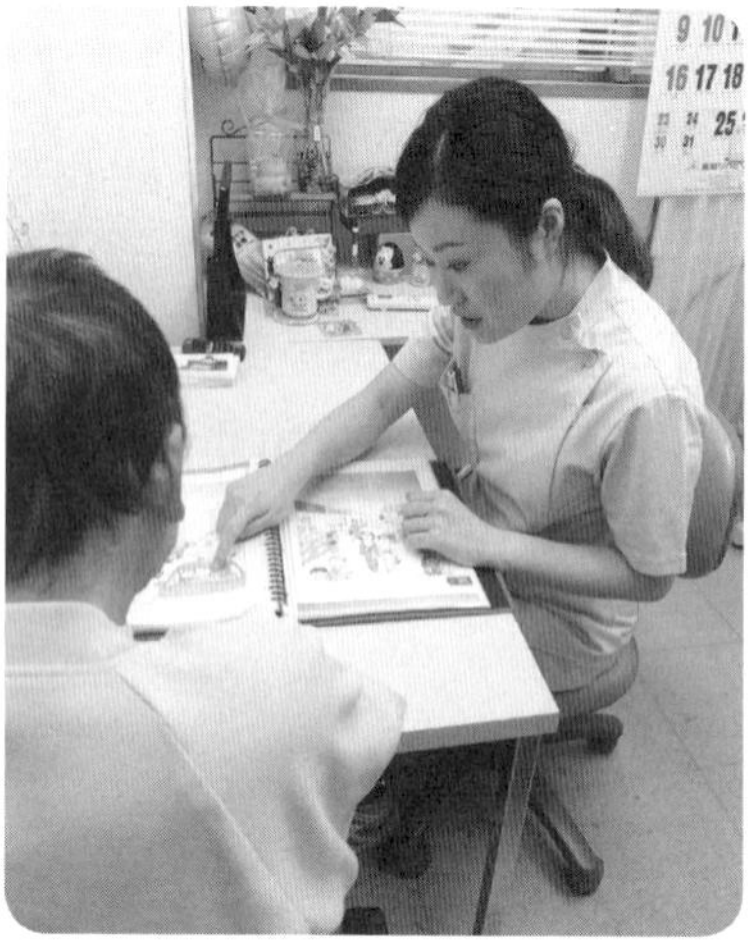
絵を見せて話をしてもらう失語症の訓練のようす

助かっています。
68歳《さい》女性の原田《はらだ》さん（仮名）は、脳出血の後遺症《こういしょう》で失語症《しつごしょう》になってしまいました。急性期の病院からこの病院に転院してきた時は、まったく話すことができず、食べ物を飲みこむこともできませんでした。今は食べられるようになり、「うれしい」「悲しい」といった感情や「そうだよ」「わかっているよ」などの言葉は出るようになりましたが、自分の言いたいことを伝えるのは、まだまだ難しい状態です。

失語症《しつごしょう》の最初の訓練では絵カードを使います。たとえば楽器の絵を並《なら》べて、「このなかでカスタネットはどれですか」と言って、指差してもらいます。また、1枚の絵を出して、「これは何ですか」と質問します。言葉に詰《つ》まったら、「果物ですよ」「最初の音は『ぶ』から始まりますよ」とヒントを出して、「ぶどう」と答えてもらいます。そのヒントも、患者《かんじゃ》さんが思い出しやすいものを探って、言葉が出るようながしていきます。訓練室での40分間ではできることが限られるので、プリントの宿題も出します。部屋に帰ってから自分でできるよう、絵と文字を線で結ぶ、文字を真似《まね》して書くといったものです。

積極的に研修会に参加

言語聴覚士として働き始めて6年目に入りましたが、「この方は私が担当できます」と自信をもって言えるようになるために、まだまだ日々勉強です。先輩《せんぱい》の言語聴覚士に私が担当している患者《かんじゃ》さんを見に行ってもらい、訓練のアドバイスをもらうこともありますし、自分自身も、勉強会に積極的に出かけていきます。

山梨県言語聴覚士会《やまなしけんげんごちょうかくしかい》の研修会は夜間に開かれるので、業務が終わった後に参加します。休みをとって東京まで勉強に行くこともありますし、認知症《にんちしょう》ケアや摂食嚥下《せっしょくえんげ》について知識を深めたいと、看護師や栄養士の勉強会にも出ています。

その患者《かんじゃ》さんの「人生」をみる

患者《かんじゃ》さんの多くは病気で倒《たお》れるまで、社会の第一線で働いていたり、主婦として家庭を守ってきたりした人です。それがある日突然《とつぜん》、病に倒《たお》れ、思うように話せなくなったり、食べられなくなったりする後遺症《こういしょう》を患《わずら》います。これまでふつうにできていたことができなくなってしまう、その精神的なショックはどれほど大きなものでしょう。ですから私は、少しでも明るい気持ちになっていただけるよう、患者《かんじゃ》さんに接する時は常に笑顔でいることを心がけています。

また、患者《かんじゃ》さんたちは人生の先輩《せんぱい》なので、うまくコミュニケーションをとるには自分自身の教養を深めていかなければと思い、ふだんから本や新聞を読んだり、旅行をしたりして見聞を広めるようにしています。

症状《しょうじょう》をみるだけでなく、「その患者《かんじゃ》さんの人生や生き方をみる」ということも、言語聴覚士が心がけるべきことです。患者《かんじゃ》さんができる限りその人らしい生活ができるように支援《しえん》したい。そのためには、担当する患者《かんじゃ》さんがどんな仕事をしてきた人なのか、どんな生き方をしてきた人なのかを知り、病気になる前の生活をイメージして、できるだけもとの生活に戻《もど》れるように支援《しえん》することが大事だと思っています。

「自分の口で食べたい。でも食べられない」と苦しんでいた人が食べられるようになった時の喜びは、とても大きなものです。その瞬間《しゅんかん》に立ち会える言語聴覚士は、とても幸せな仕事だと思います。もちろん、つらいこともあります。以前担当していた80代女性の沢田《さわだ》さん（仮名）は、口の運動から訓練を始めて、そのうち唾液《だえき》を飲めるようになり、ゼリーをとてもおいしそうに食べて表情が明るくなってきていました。ですがその後、痰《たん》の量が増えて状態が悪くなったために鼻からチューブを入れて栄養をとる経管栄養になり、数カ月後に亡くなりました。

ゼリーを食べられたことが本当によかったのだろうか。最初から経管栄養のままのほうが長く生きられたのではないか。そう考えて、私は落ちこみました。でも、ご家族からいただいた言葉が、私を救ってくれたのです。

「ゼリーを食べられた時の、あの笑顔は忘れられません」

そのひと言で、気持ちが楽になりました。

リハビリテーションにたずさわっていると、落ちこんだり無力感を覚える時もありますが、患者《かんじゃ》さんや家族の「ありがとう」という言葉が、「またがんばるぞ」と私を奮い立たせてくれます。

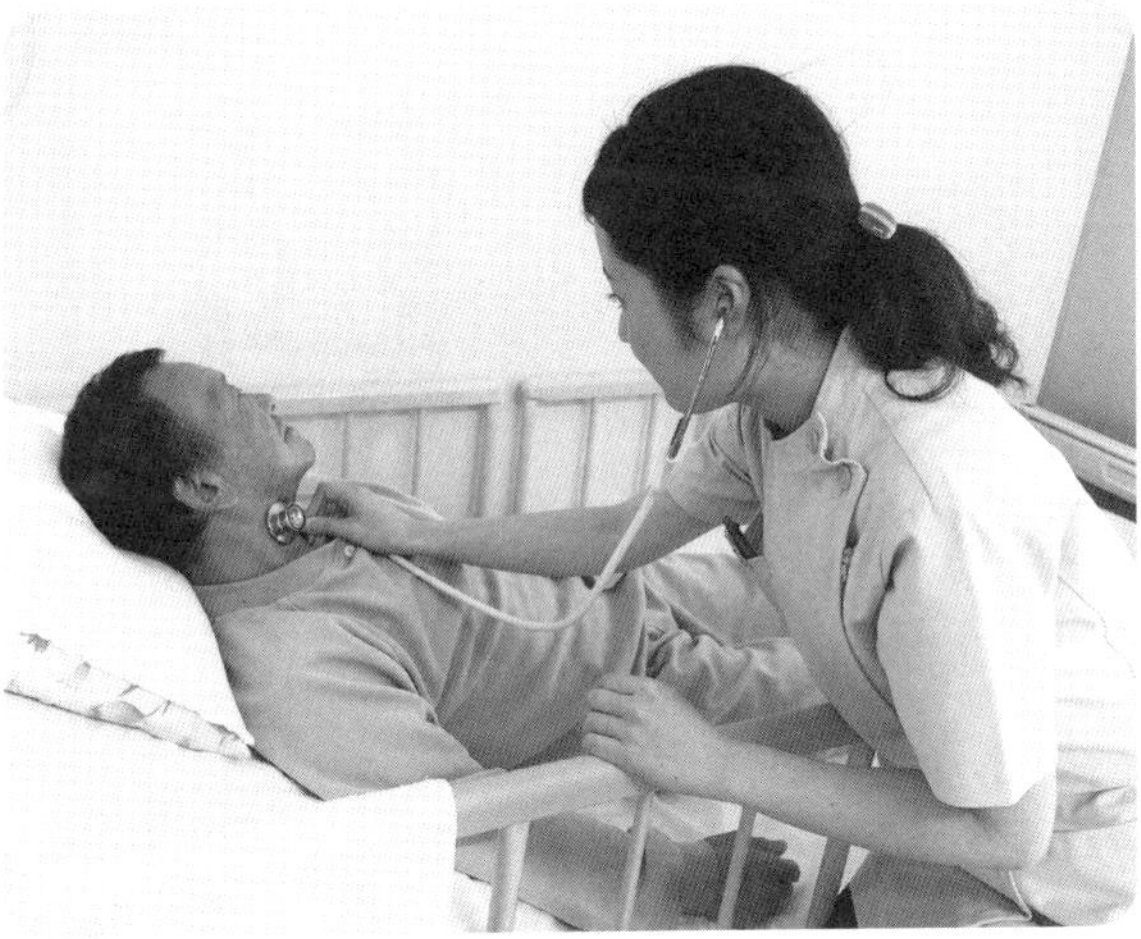
のどに聴診器をあて、嚥下の音を聞きます

多くの感動に出会える仕事

食べること、話すことは人間の楽しみです。言語聴覚士は、その楽しみを失った人がもう一度、笑顔を取り戻《もど》せること、そして新しい一歩を踏《ふ》み出せることを目標に支援《しえん》をする、すばらしい職業だと思います。目の前の患者《かんじゃ》さんに対して、その人がその人らしく生きていけるよう考え続けられる言語聴覚士でありたい、患者《かんじゃ》さんから「この先生と話したい」と思ってもらえる言語聴覚士でありたい、それが今の私の目標です。そして、一人ひとりの患者《かんじゃ》さんの人生が輝《かがや》くものであってほしい。

言語聴覚士の仕事はいくつもの感動の瞬間《しゅんかん》に立ち会える、本当にやりがいのある仕事です。あなたもぜひ、チャレンジしてみませんか。

ドキュメント 3

重症心身障害児（者）施設で働く言語聴覚士

その子自身がもつ力や長所を伸ばしたい

島田療育《しまだりょういく》センター
リハビリテーション部《ぶ》
豊田《とよだ》隆茂《たかしげ》さん

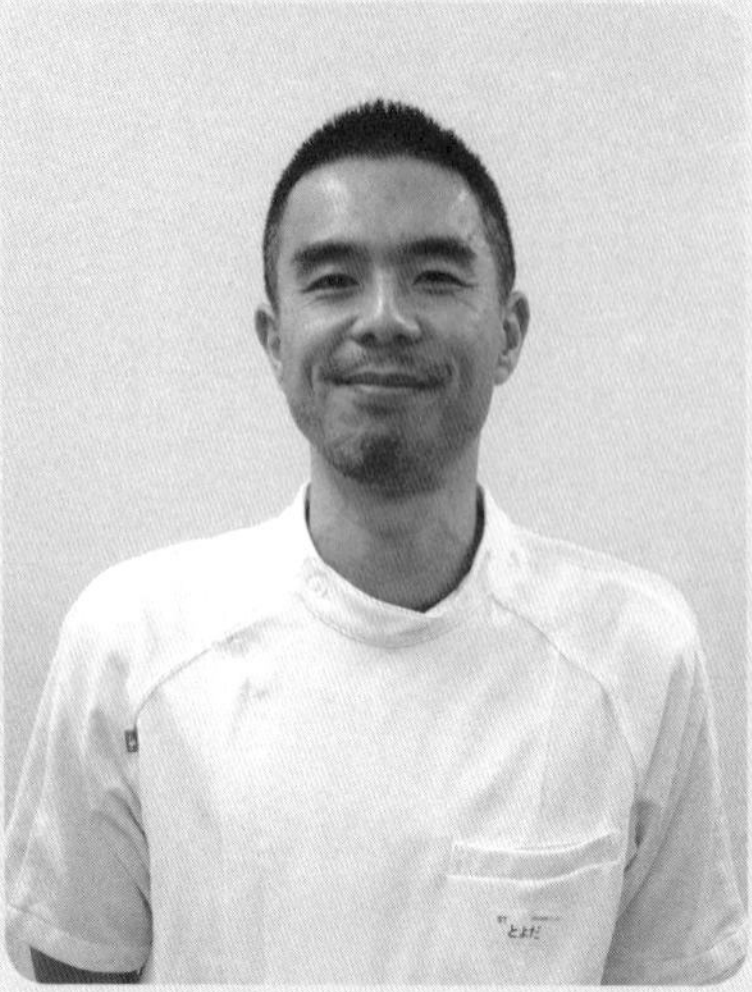

豊田さんの歩んだ道のり

もともとは医療《いりょう》職ではなく、システムエンジニアの仕事をしていた豊田さん。転職を決意してからは、医療《いりょう》の知識を得るべく、専門学校へ入学。29歳《さい》であこがれていた言語聴覚士の道へ進んだ。現在は東京《とうきょう》都《と》にある重症《じゅうしょう》心身障害児（者）施設《しせつ》の島田療育センターに勤務。就学前の子どもの言語指導や、センターに入所している利用者の摂食嚥下《せっしょくえんげ》指導などを行っている。

システムエンジニアから言語聴覚士へ

私が言語聴覚士の仕事に興味をもったのは大学生の時です。当時、私が所属していたボランティアサークルには、耳の聞こえない人がいました。それなのにとても上手に話すことができたので、「聴力《ちょうりょく》に障害があるのに、どうしてうまくしゃべれるようになったのだろう?」と不思議に思いました。それを機に、聴力《ちょうりょく》に障害がある人を支援《しえん》する言語聴覚士という仕事にとても魅力《みりょく》を感じたのです。

しかし、当時はまだ言語聴覚士は国家資格ではなく、医療《いりょう》業界以外の社会も知っておきたいという思いもあって、大学卒業後は民間企業《きぎょう》に就職し、コンピュータシステムを設計するシステムエンジニアとして働きました。会社での仕事は充実していたのですが、やはり学生時代に知った言語聴覚士の仕事のことが忘れられず、言語聴覚士が国家資格になったのを機に退職して専門学校へ入学しました。就職して5年目のことでした。

専門学校での勉強は甘《あま》くはありませんでした。大卒者対象の専門学校は2年制。入学して2年後には国家試験に挑戦《ちょうせん》し、合格すればすぐに医療《いりょう》の専門家として臨床《りんしょう》に出ることになりますから、集中してしっかり学ばなくてはなりません。講義、臨床《りんしょう》実習、ケーススタディなどのレポート作成と、忙《いそが》しい2年間を過ごしました。

そのかいあって、専門学校を卒業する年の国家試験に合格することができ、29歳《さい》で言語聴覚士になりました。石川県《いしかわけん》にある金沢大学《かなざわだいがく》附属病院《ふぞくびょういん》耳鼻咽喉科《いんこうか》で1年間、言語聴覚士としての経験を積んだ後、現在の勤務先である社会《しゃかい》福祉《ふくし》法人《ほうじん》日本《にほん》心身《しんしん》障害児《しょうがいじ》協会《きょうかい》が運営する島田療育センターで働くことになりました。

職場は重症《じゅうしょう》心身障害児（者）施設《しせつ》

島田療育センターは、日本で最初の重症《じゅうしょう》心身障害児施設《しせつ》として、1961年に開設された施設《しせつ》です。生まれつき体が不自由で、かつ知的障害もある重症《じゅうしょう》の子どもや成人が、医《い》療《りょう》や看護の手厚いケアを受けて生活しています。入所利用者は自分の力では動けない人も多く、移動や食事など、生活のほとんどに介《かい》助《じょ》が必要です。

島田療育センターは小児科、児童精神科、整形外科、リハビリテーション科、歯科をもつ医療《いりょう》機関として外来診療《しんりょう》も行っており、私は医師の指示のもと、外来を受診《じゅしん》した子どもの言語指導、コミュニケーション指導、構音（60ページ参照）指導、摂食嚥下《せっしょくえんげ》指導などを行っています。また、センターに入所している利用者の摂食嚥下《せっしょくえんげ》指導も行っています。私が担当している利用者は、脳梗塞《のうこうそく》など脳の血管の病気で食べられなくなった人ではなく、脳性まひ*などで生まれつき体が不自由な重症《じゅうしょう》心身障害者です。

メーンは就学前の子どもの言語指導

始業は朝9時。朝礼や準備などを行い、9時20分から臨床《りんしょう》が始まります。訓練や指導は1人につき40分～1時間で午前に3人、1時間の休憩《きゅうけい》時間をはさんで、午後は1時から5時45分の終業までに5人に対応しています。

いちばん多いのは、就学前の子どもの言語指導やコミュニケーション指導です。3歳児《さいじ》健診《けんしん》で保健師から言葉の遅《おく》れを指摘《してき》されたり、

＊脳性まひ　受精から生後4週間までに何らかの原因で受けた脳の障害によって引き起こされる運動障害の症状。

言葉の発達が遅《おく》れていることに気がついた保護者が保育園や幼稚園《ようちえん》の先生から勧められたりして、島田療育センターを訪れます。センターの小児科や児童精神科を受診《じゅしん》し、医師が、

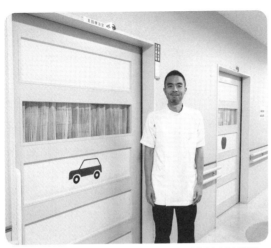

個別指導室は子どもにわかりやすいイラストつき。ここは「くるまのお部屋」

言語聴覚士の評価・指導が必要と判断した場合、私たち言語聴覚士が評価をしたうえで必要に応じて言語指導などを行うことになります。

訓練は個別指導室で行います。小さな机をはさんで対面で座り、絵カードや子どもが興味をもってくれそうなおもちゃなどを使いながら、指導します。島田療育センターには言語聴覚士のほか、肢体《したい》の機能障害のリハビリを担う理学療法士《りょうほうし》や作業療法士《りょうほうし》、発達状況《じょうきょう》や心の状態に応じた支援《しえん》を行う心理判定員などが複数勤務しており、特に摂食嚥下《せっしょくえんげ》指導では多職種が連携《れんけい》しながらチームを組んで、利用者を支援《しえん》しています。

訓練では楽しさを重視

5歳《さい》の幼稚園児《ようちえんじ》、つかさ君（仮名）は3歳《さい》

児健診《じけんしん》のさい、保健師から言葉の遅《おく》れを指摘《してき》されました。心配した両親は島田療育センターの小児科を受診《じゅしん》。医師の指示のもと、言語・認知・コミュニケーション面の評価を実《じっ》施《し》し、その評価に基づいて訓練計画を立てました。それ以降、毎月1回、お母さんにつきそわれて、言語・コミュニケーション指導を受けに通ってきています。

「つかさ君、こんにちは。今日は、くるくる発見ゲームと反対言葉とおはなしカードの三つをやりたいんだけど、まず、何から始めたい?」と聞いて、訓練は子どものやりたいものから始めます。

つかさ君がまず選んだのは、くるくる発見ゲーム。テレビ、洗濯機《せんたくき》などの絵カードを入れたゲーム機のボタンを押《お》すと、絵がくるくる回り、ボタンを押《お》すと絵カードが止まって、絵の一部が見えるようになっています。それが何の絵かを当てるゲームです。つかさ君が「テレビ」と答えると、絵カードを取り出して、「当たり! そう、テレビだね。つかさ君はどんなテレビ番組を見るの?」と聞いて、話を広げていきます。つかさ君は軽い構音障害もあるので、誤った発音があれば、「もう一度言ってみよう」と言って、正しい発音の仕方を指導していきます。

つぎは反対言葉。石の絵と豆腐《とうふ》の絵を並《なら》べ、「硬《かた》いのはどっち?」と聞きます。そして、「硬《かた》い」と「やわらかい」といった語と語の関係性を理解してもらうようにします。また、3枚の絵を正しく並《なら》べる訓練もあります。たとえば洗濯《せんたく》なら洗う、干す、たたむ、というそれぞれの場面を描《えが》いた3枚の絵を使い、順に並《なら》べて、ものごとの一連の流れを語っても

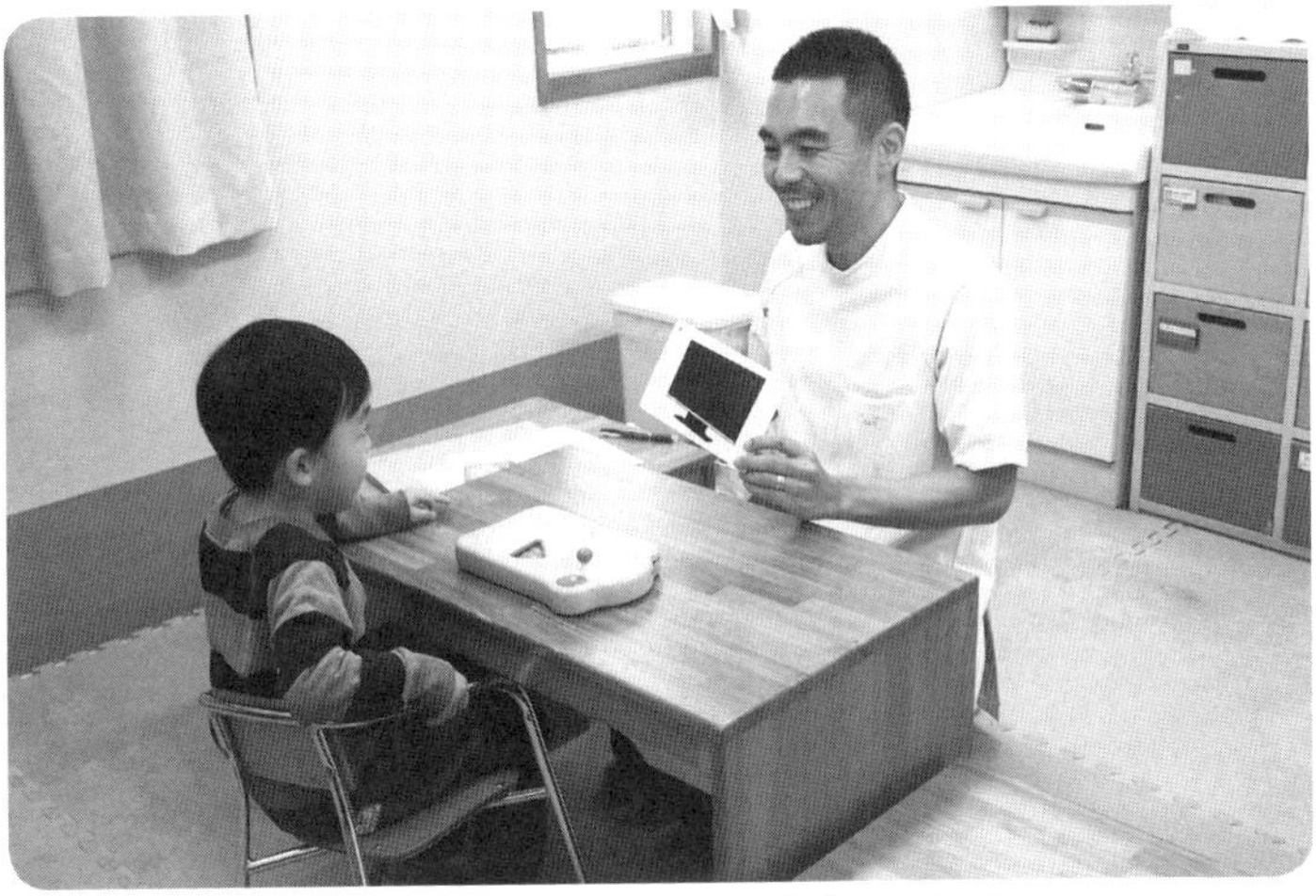

くるくる発見ゲーム。「テレビ」と正解を言えたら、さらに会話を広げていきます

らうのです。大事なのは、子どもが楽しみながら訓練を受けられるようにすること。そのための雰囲気《ふんいき》づくりを重視しています。

つかさ君は訓練で大人との相互的《そうごてき》なやり取りは広がっていったのですが、幼稚園《ようちえん》で同年《どうねん》齢《れい》の子ども同士でいる時は、言葉でうまく伝えることが不十分な場面も見られるとのことでした。そこで、幼稚園《ようちえん》の先生に個別的な声かけや席の位置への配慮《はいりょ》、イラストを使って視覚的にわかりやすく伝えてもらうことなどをお願いしました。年長児になってからは、就学に向けて読み書きの練習も始めました。しっかりと椅子《いす》に座ること、先生の話を聞くことなど、周囲を見て自分をコントロールするためのソーシャルスキルトレーニングも行っています。

就学にともなって島田療育センターでの言

語聴覚士による訓練は終了《しゅうりょう》し、就学後は定期的に、医師による診察《しんさつ》が継続《けいぞく》されます。その間、医師の指示があれば、言語聴覚士が言語・コミュニケーション面の再評価を行うことになります。

乳幼児の摂食嚥下《せっしょくえんげ》指導

島田療育センターでは、乳幼児の摂食嚥《せっしょくえん》下《げ》指導も行っています。大人の摂食嚥下《せっしょくえんげ》指導を行っている病院はたくさんありますが、乳幼児の摂食嚥下《せっしょくえんげ》指導を行っているところは少ないので、ほかの病院から紹介《しょうかい》されてくる子どももいます。

脳性まひなど、重い運動障害のある子どもの場合、赤ちゃんの哺乳《ほにゅう》の動きがなくならずに残っていて、舌を前後に動かしてしまいがちで動きが安定せず、食べ物をスプーンから口に取りこむ、嚙《か》む、飲みこむといった動作を上手にできません。舌を出し、上を向いて

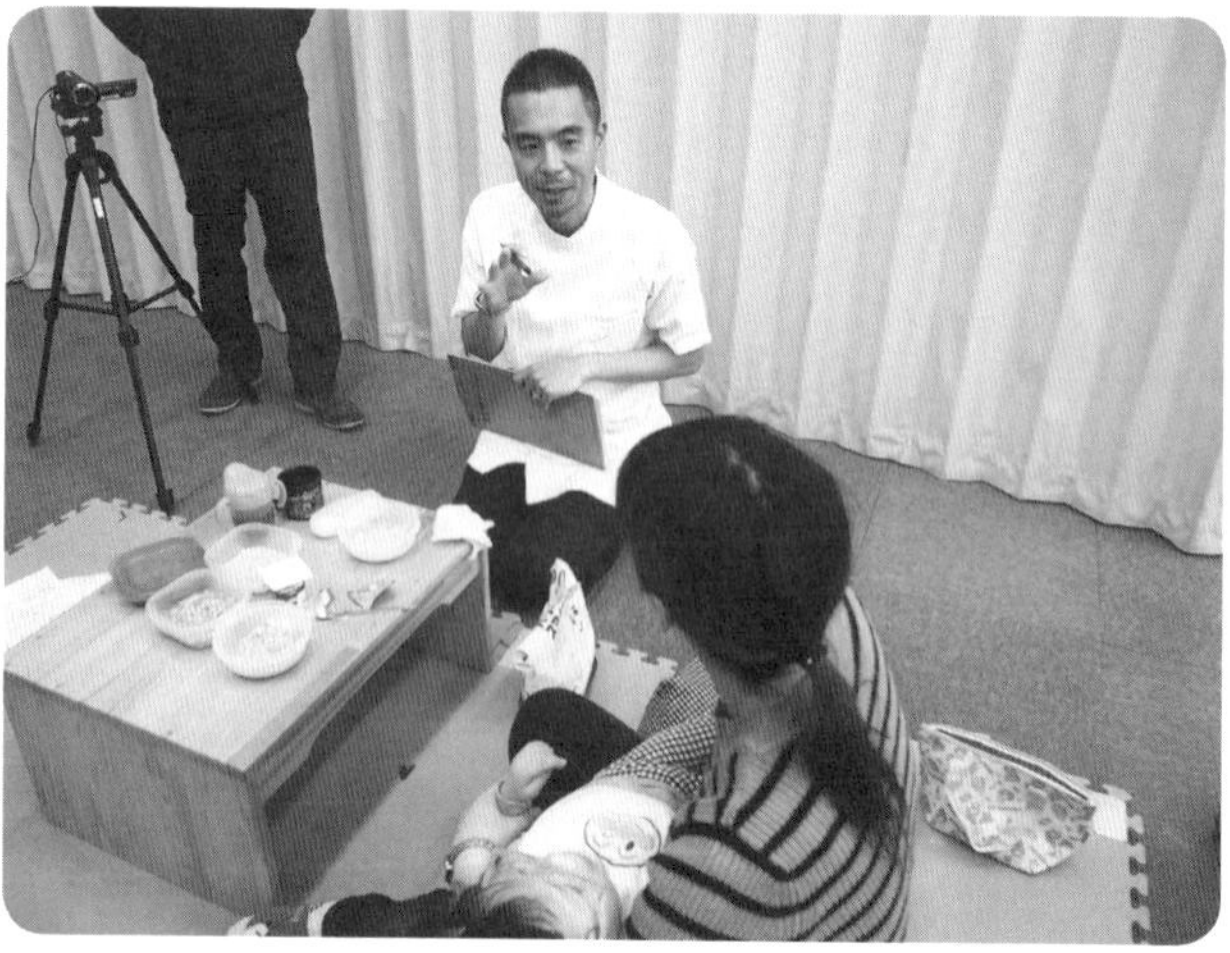
幼児の摂食嚥下指導。食事は持参してもらい、飲みこみのようすを見ながら評価、指導します

落としこむように、丸のみしてしまうのです。そこで、子どもにとって適切な食形態や介助《かいじょ》によっておいしく安全に上手に食べられるよう指導します。

その子の唇《くちびる》や舌の動きに合わせ、かつ、少し上のステップに行けるような形態の食べ物をお母さんに用意してもらい、受診時《じゅしんじ》に持ってきてもらいます。その子にとって家庭でのかかわりが大切なので、こちらで提供するのでなく、家でつくったものを持ってきてもらうというのが基本です。

歯科医師をサポート

早産で生まれた優香《ゆうか》ちゃん（仮名）は2歳《さい》5カ月。「脳室周囲白質軟化症《なんかしょう》」という脳の病気で、体がまひし、食べたり飲みこんだりもうまくできないため、3カ月に1回、島田療育センターの摂食《せっしょく》外来を受診《じゅしん》しています。

診察時《しんさつじ》には、歯科医師のサポートというかたちで言語聴覚士も同席し、摂食嚥下《せっしょくえんげ》指導を行います。理学療法士《りょうほうし》や作業療法士《りょうほうし》も同席して姿勢、手指の動きなど、さまざまな視点からチームでアプローチすることもあります。

受診時《じゅしんじ》には、お母さんにおかゆやシチュー、ヨーグルトなどの食べ物を持ってきてもらいます。そして、お母さんが優香《ゆうか》ちゃんに食べさせるようすを見ながら、「もう少し体の角度を起こして食べさせてみてください」「あげた後、口の中に残っているかを見て、もし残っていたらひと口の量を少なくしてください」などとアドバイスします。また、食事をする時にむせることはないかなどふだんのようすを聞きながら、注意すべきことなどを伝えます。

一人ひとり異なる脳性まひ児の指導

脳性まひで知的障害もある13歳《さい》の翼君《つばさ》（仮名）は特別支援《しえん》学校に通っています。言語指導は学校で受けており、島田療育センターへは摂食嚥下《せっしょくえんげ》指導を受けに定期的に通院しています。

初回の摂食《せっしょく》外来での評価では、ペースト状にしたごはんやおかずは送りこみも飲みこみも可能ですが、唇《くちびる》の閉じが十分ではありませんでした。そこで、唇《くちびる》の閉じをうまくうながすことや、自分で適切なひと口量を学習するために、マッシュ状にしたごはんをラップで巻いた棒状のおにぎりのかじり取りをアドバイスしました。

その後、3～4カ月に1回の頻度《ひんど》で個別指導室に来てもらい、指導を継続《けいぞく》しています。

現在では、お母さんが用意した棒状のおにぎりが上手に食べられるようになり、刻んだおかずも臼歯《きゅうし》を使って嚙《か》み砕《くだ》くことができるようになりました。ただし、嚙《か》み砕《くだ》いた食べ物を口の中でうまくまとめることはまだ難しいので、適度な粘《ねば》り気があってまとまりやすい食形態のものを食べさせるようにアドバイスしています。

脳性まひ児の摂食嚥下《せっしょくえんげ》の機能状態は一人ひとり異なるので、その子の食事の状態を適切に評価し、その子の状態に合わせた指導を行います。

親の気持ちを支えることも大切な仕事

子どもたちの言語指導やコミュニケーション指導を行う時は、個別指導室での訓練の時間を楽しく過ごしてもらえるよう心がけています。楽しいと言っても「ゲームをして楽しい」ではなく、「わかった」「できた」と子ども自身が感じられ、知的好奇心《こうきしん》が刺激《しげき》される楽しさです。

　言葉の発達が遅《おく》れている子どものなかには、自分自身で「わかった」や「できた」という「気づき」が十分でない子もいるので、「できたね！　それでいいんだよ」とこちらが言って、自信をもたせてあげるようにします。自分に自信をもつと、みずからいろいろなことに興味をもってチャレンジしてくれるようになるからです。

　個別指導室に子どもを連れてくる両親は、健診時《けんしんじ》にわが子の言葉の発達が遅《おく》れていることを指摘《してき》されて、かなりショックを受けています。ですから私は、その子のできないことを探すのでなく、その子自身が本来もってい

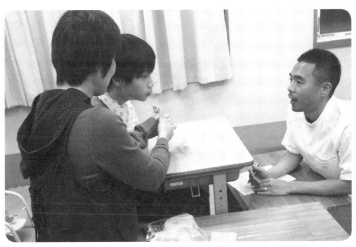

脳性まひ児の摂食嚥下訓練。リラックスしてもらいながら、噛む、飲みこむなどの機能を観察

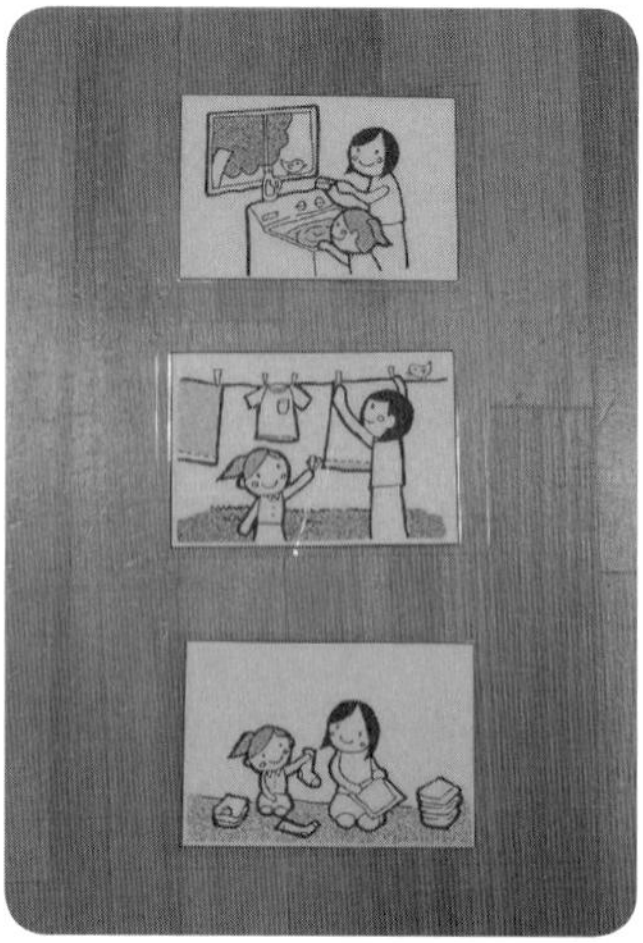
仕事の流れを順番に並べる訓練用絵カード

る力や長所を見つけ、それを伸《の》ばしていくお手伝いをしながら、全体を底上げさせたいと考えます。

その子が自信をもっていきいきすれば、両親の子どもへの接し方も変わってきます。親の気持ちを支えるということも、子どもの言語指導を行う言語聴覚士の使命だと思います。担当した子どもの成長するようすを両親とともに共有できるのは本当にうれしいことです。

子どもが自主的に訓練に臨めるよう、たとえばその日行う複数のプログラムを伝えて、どの順番で取り組むのかを子どもに決めてもらうこともあります。「今、僕《ぼく》はプログラムの中のここをやっているんだ。あとちょっとで終わりなんだ」と、自分で訓練の流れを理解し、終わりを意識することで、訓練がより充実《じゅうじつ》したものになるからです。こうした訓練方法は言語聴覚士の専門学校で学ぶだけではなく、研修会や講習会で学んだことも取り入れて臨床《りんしょう》に臨み、子どもの反応を見ながら試行錯誤《しこうさくご》して取り組んでいます。子どもの反応から「こうするといいよ」と教えてもらえることもたくさんあります。

島田療育センターには言語聴覚士が13人いるので、困ったことがあるとスタッフルームで相談にのってもらったり、「こういう教材を使ったらうまくいきました」といった情報交換《こうかん》も行っています。

子どものもつ力を伸《の》ばしてあげたい

入所している重度心身障害者に対応する時には、寝《ね》たきりで身動きすらできない重症《じゅうしょう》の人もいますので、体をつけて呼吸を合わせるだけという時間をいっしょに過ごすこともあります。すると、その人がちょっと私を意識してくれる。私が彼《かれ》の世界に入っていくことを許してくれて、その場を共有できたと感じられる時があります。

ほんの小さな変化かもしれませんが、私がかかわったことで彼《かれ》の世界が広がるとしたら、こんなにうれしいことはありません。

目標とするのは、重症《じゅうしょう》心身障害児（者）一人ひとりが充実《じゅうじつ》した生活を送れるようになるために何が必要か、また自分に何ができるかを日々研究し、質の高い取り組みを行える言語聴覚士です。言語・コミュニケーションと摂食嚥下《せっしょくえんげ》という、人の生活に欠かせない機能にアプローチすることが、言語聴覚士の仕事です。障害のある子どもたちの力を、可能なかぎり伸《の》ばしてあげられる言語聴覚士になりたいですね。

言語聴覚士にとって大事なことは、その人の立場になって考えることができ、その人に寄《そ》り添えるということだと思います。その人が求めていることは何か、何をすることがその人の幸せになるかを考え、専門的な立場からその人を支援《しえん》する。そういったことに興味がある人にぜひ、言語聴覚士になっていただきたいと思います。

2章 言語聴覚士の世界

言語聴覚士とは

言葉によるコミュニケーションに障害のある人たちを支援する医療専門職

人間は「言葉」でコミュニケーションする

私たちは毎日、ごくあたりまえのように「言葉」を使って暮《く》らしています。家族や友人と会っておしゃべりしたり、電話で話をしたりします。また本を読む、街なかで看板を見る、学校で授業のノートをとる、手紙のやりとりをする、というように、文字を読んだり書いたりもします。

私たちは日常のさまざまな場面で、こうした「話し言葉（音声言語）」や「書き言葉（文字言語）」を自由に使って、おたがいに意思を伝え合ったり、社会と情報を共有して暮《く》らしているわけです。言葉は、人間にとってもっとも身近で、基本的なコミュニケーションの手段であると言っていいでしょう。

言葉とかかわる身体のさまざまな機能

ふだん何気なく使っている言葉ですが、実は、私たちが言葉を使う時には、聴覚《ちょうかく》、言語、対象の認知、発声、発語といったさまざまな身体の機能が働いています。私たちは毎日、これらの機能を無意識のうちに働かせながら、会話をしたり本を読んだりしているのです。

たとえば会話をする時、人は自分が伝えたいことを頭の中で、つまり大脳の機能を使って言語化します（言葉の理解・処理）。そして運動神経を通じて発声・発語器官、つまり声帯や舌、唇《くちびる》などの機能を働かせ、音声にして発します（言葉の出力）。音声は音波となって空気中を伝わり、相手の耳の機能がこれを感じとって、内耳で音波を電気信号にして大脳に伝えます（言

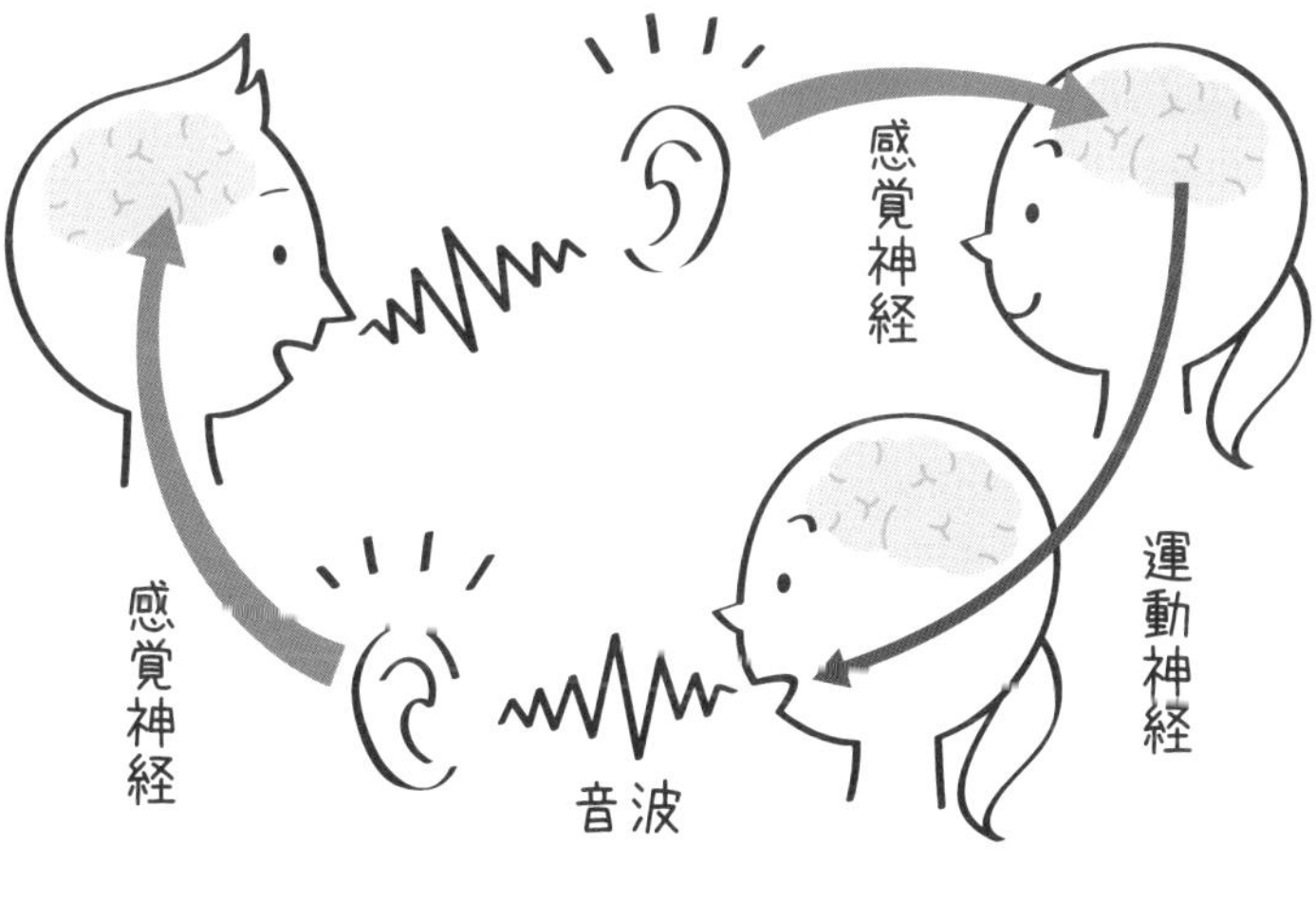

葉の入力)。大脳では信号の意味を理解し、また応答したいことを言語化して、それを音声にして口から発します。

このように会話、つまり話し言葉のコミュニケーションを成立させるための回路を「言葉の鎖《くさり》」と言います。会話は耳、大脳、のどや口の発声・発語器官、そしてそれぞれをつなぐ神経や筋肉などの機能が連続して正常に働いて、はじめてできることなのです。

コミュニケーション障害と、言語聴覚士の仕事

「言葉の鎖《くさり》」に必要な機能のうち、どこかになんらかの障害が起きてしまうと、どうなるでしょうか。言葉の鎖《くさり》は途切れ、スムーズに会話ができなくなります。また、場合によっては読み書きができなくなります。このように、言葉によって周囲とコミュニケーションをすることが困難になってしまった状態が、言語の障害やコミュニケーション障害です。

難聴《なんちょう》で言葉を聞きとれないために、言語の発達が遅《おく》れる子どもたちがいます。また脳卒中(脳梗塞《のうこうそく》、脳出血などの脳血管疾患《しっかん》の総称)などで大脳の言語中枢《ちゅうすう》(言語を司る部位)がダメージを受け、言葉の意味を理解できなくなったり、読み書きに障害のある人もいます。また言葉を発する声帯や口腔《こうくう》などの発声・発語器官に問題が起きて、上手に発音ができなくなる人もいます。言語にかかわる障害のために苦しい思いをしている人は、幼児か

ら高齢者《こうれいしゃ》まであらゆる年代にわたって存在しているのです。

このような、言葉によるコミュニケーションに障害のある人たちを支援《しえん》する医療《いりょう》専門職が、言語聴覚士です。言語聴覚士は英語で「Speech-Language-Hearing Therapist」と言われることから、略してSTとも呼ばれます。Speech は話すこと、Language は言語、Hearing は聞くことです。

言葉、聞こえ、食べる機能に幅広《はばひろ》く対応

言語聴覚士の資格や職務などについて規定した法律である「言語聴覚士法」では、言語聴覚士をつぎのように定義しています。

「『言語聴覚士』とは、厚生労働大臣の免許《めんきょ》を受けて、言語聴覚士の名称を用いて、音声機能、

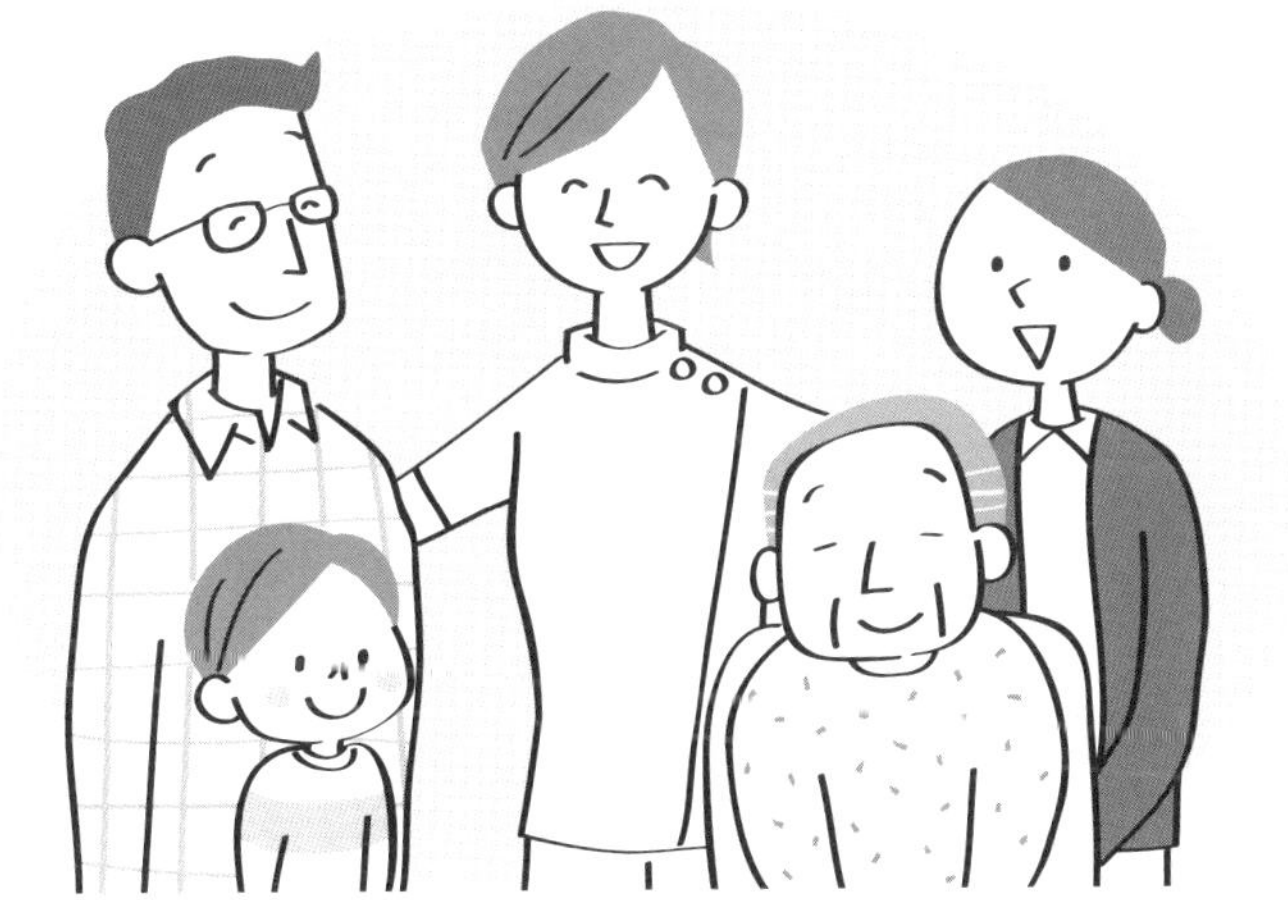

言語機能又《また》は聴覚に障害のある者についてその機能の維持向上《いじ》を図るため、言語訓練その他の訓練、これに必要な検査及《およ》び助言、指導その他の援助《えんじょ》を行うことを業とする者をいう。」（第1章第2条）

つまり言語聴覚士は国家資格をもった言語・聴覚分野のスペシャリストであり、言語の障害やコミュニケーション障害のある人たちがよりよい社会生活を送ることができるよう支援《しえん》することを仕事にしている人です。専門的な検査によって障害の程度や障害が起きるメカニズムをあきらかにするとともに、一人ひとりに最適な方法を選んでリハビリテーション・ヨンや助言などを行います。言語聴覚士が行う検査や訓練、指導などの支援《しえん》を言語聴覚療法《りょうほう》と言います。

言語聴覚士はまた、摂食嚥下《せっしょくえんげ》障害、つまり「食べる」「飲みこむ」といった機能に問題がある人にも対応します。食事ものどや口を使った動作ですので、言語と食事の機能の障害には関連性があることが多く、言語聴覚士は摂食嚥下《せっしょくえんげ》機能についての検査や評価、回復をめざしたリハビリテーションでも、医療《いりょう》や介護《かいご》の現場で中心的な役割を担っています。

言語聴覚士の歴史

リハビリテーション医療の中での言語聴覚士の位置づけと国家資格化まで

国家資格としての歴史は比較《ひかく》的《てき》新しい

言語聴覚士はリハビリテーション医療《いりょう》の代表的な担い手であり、手足の運動障害などに対応する理学療法士《りょうほうし》や作業療法士《りょうほうし》と並《なら》んで、「三療法士《りょうほうし》」とも称される存在です。しかし、言語聴覚士が国家資格となったのは、理学療法士《りょうほうし》や作業療法士《りょうほうし》に比べ、実はかなり最近のことなのです（図表1参照）。

言語聴覚士法の制定は1997年、第1回国家試験が行われたのは1999年です。理学療法士《りょうほうし》・作業療法士《りょうほうし》が約50年の歴史をもつのに比較《ひかく》すると、言語聴覚士はかなり新しい資格であることがわかります。では、現在言語聴覚士が行う業務がそれまで必要なかったのか、と言えば、決してそうではありません。国家資格となる前から、現在の言語聴覚士に相当する仕事を行う医療職《いりょうしょく》の人たちは、臨床《りんしょう》言語士、言語治療士《ちりょうし》、聴能《ちょうのう》言語士などさまざまな名称で、医療《いりょう》の現場をはじめ、福祉《ふくし》・教育など幅広《はばひろ》い領域で活動していました。

リハビリテーション医療《いりょう》の歩みと言語聴覚分野への取り組み

日本の医療《いりょう》に積極的にリハビリテーションが取り入れられるようになったのは、第二次《だいにじ》世界大戦《せかいたいせん》直後からと言われます。それ以前も先天的な障害やポリオ（脊髄性《せきずいせい》小児まひ）の後遺症《こういしょう》などによる肢体《したい》不自由児や、戦争で負傷した傷痍《しょうい》軍人に対する取り組みなどは行われていました。しかし、戦後、アメリカから新しいリハビリテーションの思想や技術が導入され、１９４７年に児童福祉法《ふくしほう》、１９４９年に身体障害者福祉法《ふくしほう》が制定されると対象となる障害の範囲《はんい》も広がり、本格的に医療《いりょう》の一分野として取り組まれるようになっていきます。

１９６３年、整形外科と内科の学会が協力して日本リハビリテーション医学会《いがくかい》を設立、２年後の１９６５年には「理学療法士《りょうほうし》及《およ》び作業療法士法《りょうほうしほう》」が制定されて、リハビリテーションにたずさわる二つの医療《いりょう》専門職が国家資格となりました。

もちろん言語・聴覚に対する取り組みも、当時から行われていました。１９５１年には難聴研究会《なんちょうけんきゅうかい》（現日本聴覚医学会《にほんちょうかくいがくかい》）が発足、１９５６年には日本音声言語医学会《にほんおんせいげんごいがくかい》も誕生《たんじょう》し

図表1 リハビリテーション医療関連職種の国家資格制度成立時期

国家資格種別	法の制定時期	第1回国家試験実施
理学療法士	1965年6月　理学療法士及び作業療法士法制定	1966年
作業療法士	1965年6月　理学療法士及び作業療法士法制定	1966年
言語聴覚士	1997年12月　言語聴覚士法制定	1999年

ました。学問分野で研究が進むなか、医療《いりょう》の現場からも専門的な支援《しえん》を求める声が高まり、1958年には国立《こくりつ》ろうあ者更生指導《しゃこうせいしどう》所《しょ》が設立されて、言語・聴覚障害に対するリハビリテーションへの取り組みが本格的に始まりました。国立ろうあ者更生指導所は1964年に国立《こくりつ》聴力《ちょうりょく》言語《げんご》障害《しょうがい》センターに改称され、さらに1971年にはこのセンターに、初の養成校として*付属《ふぞく》聴能《ちょうのう》言語《げんご》専門《せんもん》職員《しょくいん》養成所《ようせいじょ》が設けられて、現在の言語聴覚士に相当する業務を担う専門家が誕生《たんじょう》しています。

言語聴覚士が国家資格となるまで

言語聴覚士の国家資格制定が遅《おく》れた理由のひとつは、言語・聴覚の障害が、周囲に理解されにくいものであったことだと言われます。言語や聴覚の障害は、手足など肢体《したい》の障害や視覚障害の人たちに比べると、目で見てすぐわかるものではないからです。

また、言語聴覚士の活躍《かつやく》の場が非常に幅広《はばひろ》い領域にわたっていたこともあげられます。日本では1920年代に一部の小学校に

＊**国立聴力言語障害センター付属聴能言語専門職員養成所**　現国立障害者リハビリテーションセンター学院言語聴覚学科。今も指定養成所のひとつとして、言語聴覚士を志す学生が学んでいる。

吃《きつ》音《おん》教室や難聴《なんちょう》教室が設置されるなど、戦前から聞こえや一部の言葉の障害のある児童への取り組みが始まっていたこともあって、当初は言語・聴覚の専門職が、教育にもかかわるという期待がありました。

しかしその後、日本社会では急激《きゅうげき》な高齢者《こうれいしゃ》人口の増加が起こります。高齢者《こうれいしゃ》に多い脳卒中などの後遺症《こういしょう》に言語機能にかかわる障害が残ることや、加齢《かれい》による言語・聴覚機能の衰《おとろ》え、認知《にんち》症《しょう》患者《かんじゃ》のコミュニケーション障害の問題などに大きく焦点《しょうてん》があてられるようになりました。症例《しょうれい》の増加に早急に対応すべきであるという気運が高まり、言語・聴覚の専門職の国家資格化が医療《いりょう》現場を中心に望まれていきました。そして、１９９７年に言語聴覚士法が制定されて、国家資格となるに至ったのです。

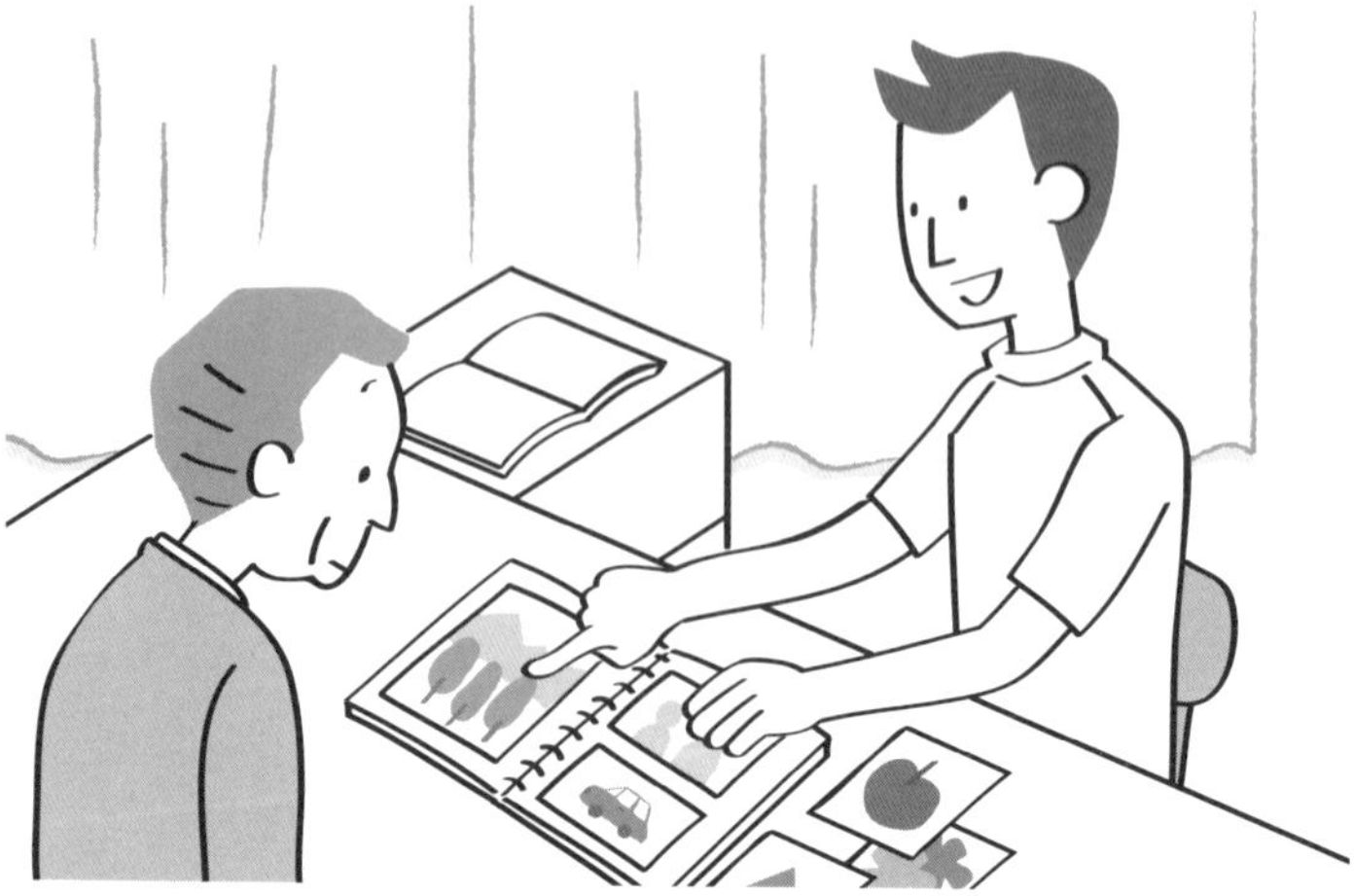

法の制定により、それまでさまざまだった名称は「言語聴覚士」に統一され、国家試験に合格して資格を取得した人だけが「言語聴覚士」を名乗ることができるようになりました（これを「名称独占《どくせん》」と言います）。国家試験は1999年に始まり、以来毎年2月に行われる国家試験を通過した言語聴覚士が新しく登録され、医療《いりょう》や福祉《ふくし》、教育など幅広《はばひろ》い現場で活躍《かつやく》しています。

障害のいろいろな種類と言語聴覚士の支援について

聞こえの障害（聴覚障害）

聴覚障害は、音や言葉が聞こえない、または聞きとりにくい状態で、難聴《なんちょう》とも言います。難聴《なんちょう》は、障害の起きた部位によって伝音性難聴《なんちょう》（外耳から中耳までの、音を伝える部分に異常があるもの）と感音性難聴《なんちょう》（内耳で音の振動《しんどう》を電気信号にして伝える働きをする蝸《か》牛《ぎゅう》神経や聴覚神経、またその信号を認知する脳の聴覚中枢《ちゅうすう》に異常があるもの）に大別できます。生まれた時から難聴《なんちょう》のある人もいますし、また疾病《しっぺい》や高齢化《こうれいか》によって、人生の途《と》中《ちゅう》から難聴《なんちょう》になる人もいます。生まれつき、または乳幼児期に難聴《なんちょう》を発症《はっしょう》した子どもの場合、言葉の獲得《かくとく》に大きな影響《えいきょう》が出てしまうので、できるだけ早期に難聴《なんちょう》を発見し、適切な対応をすることが求められます。

言語聴覚士は聞こえの障害のある人に対してくわしい聴覚検査を行い、障害の種類や程度をあきらかにします。言語の訓練とともに、必要に応じて補聴器《ほちょうき》のフィッティング(使う人に適した種類の補聴器《ほちょうき》を選び、聞こえの確認や評価をすること)や、感音性難《なん》聴《ちょう》で人工内耳手術を受けた人に対して、人工内耳の調整も行います。人工内耳とは、内耳の蝸牛《かぎゅう》に電極を埋《う》めこみ、周囲の聴覚神経に直接電気信号を与《あた》えて聴力《ちょうりょく》を取り戻《もど》す装置《そうち》です。

言語・コミュニケーションの障害

●脳の損傷による障害

脳の損傷により生じる障害に、失語症《しつごしょう》や高次脳機能障害があります。失語症《しつごしょう》は脳卒中や脳腫瘍《のうしゅよう》、外傷などによって、大脳の言語中枢《ちゅうすう》が損傷を受けたことが主な原因で発症《はっしょう》し、会話することや読み書き、つまり話す、聞く、読む、書くという言語に関するあらゆる面に障害が生じます。高次脳機能障害とは大脳の損傷が原因で、認知機能(知覚、記憶《きおく》、学習、思考、判断や感情、心理など、社会生活に適応するための機能の総称)に問題が起きる障害です。こうした高次脳機能障害が複数出てくる認知症《にんちしょう》(脳の萎縮《いしゅく》や変性が進行していき、行動《こうどう》や記憶に問題が起きる、高齢者《こうれいしゃ》に多い障害)なども言語聴覚士のサポートの対象で、その評価や機能訓練、指導を行います。

●話すことの障害

話すことの障害として構音障害（発音の障害）、音声障害、そして吃音《きつおん》があります。

言葉の出口である発声・発語器官を「構音器官」とも言い、ここに問題が生じて正しく発音できない状態を、構音障害と言います。構音器官にかかわる神経や筋肉が正常に機能しなくなり、ろれつが回らないなどの症状《しょうじょう》があらわれる運動障害性構音障害、口唇口蓋裂《こうしんこうがいれつ》という先天的な疾患《しっかん》や舌がん手術、外傷などによって発音に問題が生じる器質性構音障害などがあります。

また声質や声の大きさ、声の高さなどに異常が起きるのが、音声障害です。人が声を発する時には、肺から吐《は》き出した空気がのどにある声帯を振動《しんどう》させて音をつくり、その音が咽頭《いんとう》、口腔《こうくう》を通り口唇《こうしん》を経て、音声として外に放射されています。音声障害は、声帯の病変などによって起こる障害です。

吃音《きつおん》も、話すことの障害に含《ふく》まれます。「こ、こ、これなに?」と最初の音をくり返したり、「こ——れ、なに?」と音を伸《の》ばして言うなど、滑《なめ》らかに話すことができない状態が吃音《きつおん》です。多くは幼児期から始まりますが、脳の疾病《しっぺい》や心理的な問題で起きる場合もあります。

脳が損傷を受けたことが原因で言語やコミュニケーションの障害が起きた場合、今までなんの支障もなく使っていた言葉の機能をいきなり奪《うば》われるうえ、何年にもわたる支援《しえん》が必要な場合が少なくありません。言語聴覚士は原因になった傷病の回復状態、また発症《はっしょう》からの経過を考慮《こうりょ》しながら、言葉の理解や発話、失語症《しつごしょう》の場合は読み書きも含《ふく》めて訓練を行い、家庭生活、社会生活への復帰をサポートします。

　言葉によるコミュニケーションが困難な人にはAACと呼ばれる会話補助装置《そうち》（絵や文字を使って意思を伝達するコミュニケーションノートや、音声出力装置《そうち》を備えた機器、パソコンやタブレット端《たん》末《まつ》など）の使用法を指導します。音声障害に対しては、声の出し方や呼吸法、また節酒・禁煙《きんえん》などの生活指導をしたり、

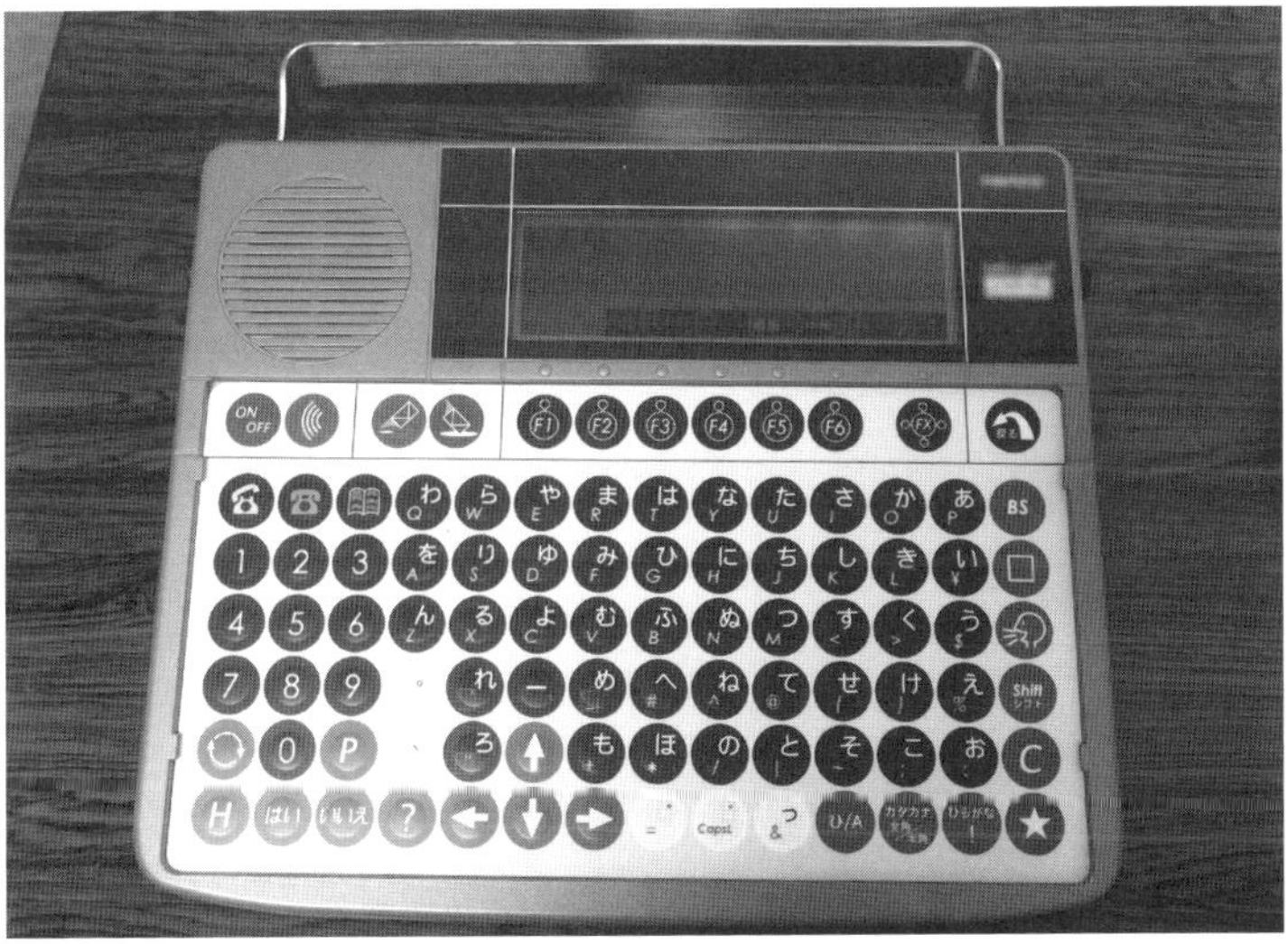

キーボード入力した言葉が液晶画面に表示され、音声出力もできる会話補助装置

喉頭《こうとう》がんなどで声帯を含《ふく》む喉頭《こうとう》を全摘出《ぜんてきしゅつ》した人に対しては無喉頭《むこうとう》発声法と呼ばれる発声の訓練なども行います。

子どもの言語発達の遅《おく》れとコミュニケーションの障害

子どもは通常、0歳《さい》から3～4歳《さい》までのあいだに、親や周囲の人たちの会話を聞いたり、自分に語りかけてくれる人の言葉などを通じて言語の基礎《きそ》を習得し、語彙《ごい》や文法を身につけていきます。しかし、なんらかの原因によって、言語の発達が同年齢《どうねんれい》の子どもより遅《おく》れる子どもたちがいます。

原因のひとつは難聴《なんちょう》ですが、このほかに知的障害や脳性まひ、また自閉症《じへいしょう》*スペクトラムや学習障害*といった発達障害も、言語の発達に遅《おく》れが出る原因となります。周囲とのコミュニケーションがうまくできず、また、言葉の理解、話し方にも不自由さが見られることがあります。

子どもに対する場合、言語聴覚士は「言葉の獲得《かくとく》」「円滑《えんかつ》な対人関係を築く力の育成」をめざすことになります。周囲の人とのコミュニケーションに関心をもつこと、文字や文法の習得のための指導・訓練を行うとともに、子どもの年齢《ねんれい》に合わせて保護者や保育士、学校職員などと連携《れんけい》して、子どもを取り巻く環境《かんきょう》をととのえる支援《しえん》も行います。

***自閉症スペクトラム**　周囲から自己中心的だと思われてしまうようなマイペースな行動をとったり、一方で規則的なものへのこだわりが強く、臨機応変に行動することが難しい傾向がある。

***学習障害**　知能にはまったく遅れがないのに読み書きや計算など、特定の学習に特異的な困難を示す。

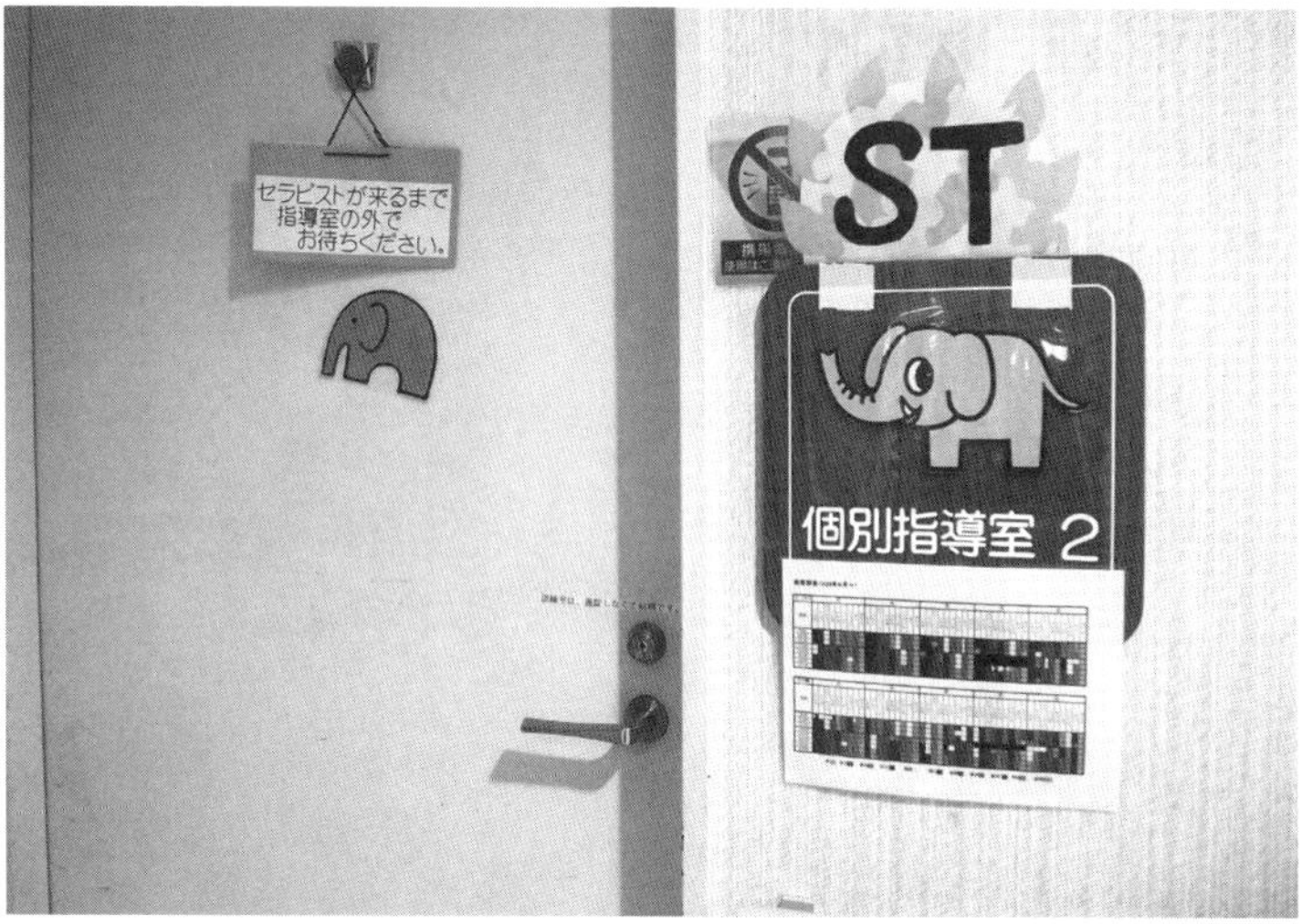

わかりやすいように、動物のイラストなどで工夫された子どもの訓練室

摂《せっ》食《しょく》嚥《えん》下《げ》障害

摂食《せっしょく》とは食べ物をとること、嚥下《えんげ》は食べ物を飲みくだすことです。

加齢《かれい》で舌やあご・のどの筋肉の力が弱まったり、脳性まひや脳卒中の後遺症《こういしょう》などで神経や筋肉にまひがある、また舌やのどの腫瘍《しゅよう》や歯を失うことなどが原因で、食べ物をうまく嚙《か》めなかったり口からこぼれたり、きちんと飲みこめずにむせたりするというのは摂食嚥下障害《せっしょくえんげ》の症状《しょうじょう》です。

食事をできない状況《じょうきょう》が長引くと、栄養状態が悪化してしまうばかりでなく、食べ物や飲み物、唾液《だえき》、また逆流してきた胃液が誤って気管に入ってしまう「誤嚥《ごえん》」を起こしやすくなります。誤嚥《ごえん》が続くと、肺炎《はいえん》の一種である誤嚥性肺炎《ごえんせいはいえん》を引き起こしてしまいます。肺炎《はいえん》は日本人の死因の第3位であり、特に高齢者《こうれいしゃ》では誤嚥性肺炎《ごえんせいはいえん》は命にかかわる重大な疾患《しっかん》です。

医師により危険性が判断される場合、鼻や口からチューブで食事を摂取《せっしゅ》する方法や、胃に直接栄養を送る胃ろうが選択《せんたく》されることもあります。

言語聴覚士は、できるかぎりチューブによる栄養摂取《せっしゅ》や胃ろうを選択《せんたく》しないですむよう、食べる機能の維持《いじ》・回復のための支援《しえん》をします。人間にとって食事は栄養をとるためだけの行為《こうい》ではありません。好きなものをおいしく味わって食べることは、人生の大きな喜びであり、人が生きる気力の源でもあるからです。

言語聴覚士はどのように仕事をしているの?

言語聴覚療法で行われる訓練やリハビリテーションの開始から終了について

言語聴覚療法《りょうほう》の手順

言語聴覚士が行う言語聴覚療法《りょうほう》は、どのような手順で行われているのでしょうか。ここでは、言語聴覚療法《りょうほう》の開始から終了《しゅうりょう》までの流れや、1日の仕事のようすを、言語聴覚士の職場としてもっとも多い病院など医療《いりょう》分野を中心に見ていきましょう。

言語聴覚療法《りょうほう》の対象者は、医師または歯科医師によって、言語聴覚療法《りょうほう》が必要な障害がある(もしくはその疑いがある)と診断《しんだん》された人です。ですから言語聴覚士による支援《しえん》は、主治医からの依頼《いらい》(処方箋《しょほうせん》による指示)を受けて始まります。

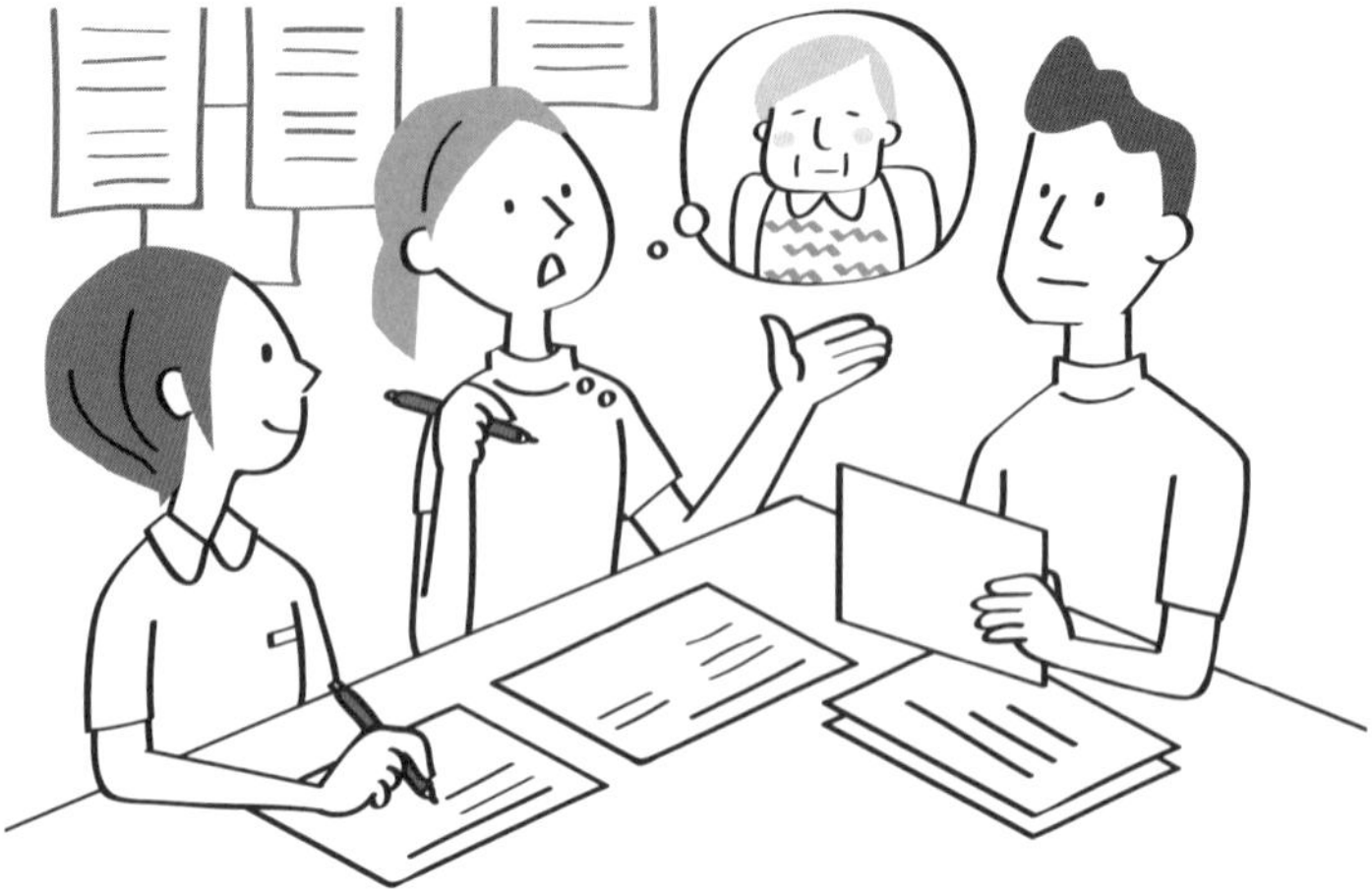

情報の収集

まずは、患者《かんじゃ》本人の状態を詳細《しょうさい》に知るための情報収集です。診療録《しんりょうろく》（カルテ）や看護記録、CT*やMRI*といった画像の記録などから、患者《かんじゃ》の氏名、年齢《ねんれい》、性別、疾病《しっぺい》や事故など障害の原因と現在の状態、医師による治療《ちりょう》の方針や現在までの治《ち》療《りょう》の経緯《けいい》などを読みとります。記録だけでなく、主治医や担当の看護師、理学療法士《りょうほうし》や作業療《りょう》法士《ほうし》と直接話をして、できるだけ具体的な情報を集めます。また入院患者《かんじゃ》であれば病棟《びょうとう》に出向いて、発話ができるか、コミュニケーションはとれるか、食事はできるかなど、ようすをじかに観察して、詳細《しょうさい》に状態を把握《はあく》します。

さらに、患者《かんじゃ》の背景にある社会生活や家庭環《かん》

＊CT　コンピューター断層撮影法。身体にX線を照射し、通過したX線量の差をもとに、コンピューター処理で身体の内部を画像化する検査。

＊MRI　筒状の装置の中に身体を入れ、強力な磁石と電波の力を利用して臓器や血管を撮影、コンピューター処理で画像化する検査。

境《きょう》、また将来どのような生活を希望するかなどについても知っておくため、家族や医療《いりょう》ソーシャルワーカーとも会って話を聞きます。医療《いりょう》ソーシャルワーカーとは医療《いりょう》を受ける本人や家族の経済面、社会面、心理的な面などあらゆる種類の相談に乗り、社会復帰を支援《しえん》する専門家です。言語聴覚士は、障害がある人の社会復帰後の生活まで考慮《こうりょ》してリハビリテーション計画を立てるので、障害を負った一部分だけでなく、全人的に対象者を把握《はあく》するよう努めます。

検査、評価

事前に収集した情報をふまえ、患者《かんじゃ》本人と面接します。言語聴覚士と患者《かんじゃ》との最初の面接をインテーク面接と言い、おたがいの信頼《しんらい》関係を築く第一歩となる大切な面接です。ここで言語聴覚療法《りょうほう》についての説明を行うとともに、スクリーニング検査と呼ばれる初期検査で障害の概要《がいよう》をつかみます。その後、必要に応じてさらにくわしい検査を行います。

検査が終わると評価です。検査の結果と収集した情報を総合的に分析《ぶんせき》し、障害の種類や程度、また面接のさいに把握《はあく》した意識のレベルや体力、さらにリハビリテーションに対する意欲など、心理的な状態も考慮《こうりょ》しながら、必要な訓練やリハビリテーションに要する期間、回復の見通しなども含《ふく》めて評価を行います。

目標設定と実施《じっし》計画書の作成

評価をもとに、リハビリテーションの目標を設定し、訓練プログラム案を立てます。入院中の一定期間ごとの短期目標、退院時までに実現させたい目標、さらに退院後の社会復帰まで視野に入れ、最終的にどのような状態をめざすかという長期目標も設定し、それに合わせたプログラムと訓練期間などを計画します。そして医師、理学療法士《りょうほうし》、作業療法《りょうほう》士《し》、看護師などリハビリテーションにかかわるほかの専門職と目標をおたがいに確認し合い、また具体的に各々が行う訓練や看護に関する内容を話し合ったうえで、共同でリハビリテーション実施《じっし》計画書を作成します。

訓練、指導

訓練を始める前に、リハビリテーションの目標や具体的な訓練内容などを患者《かんじゃ》本人と家族に説明します。訓練は本人が納得したうえで行うものですので、必ず事前に説明し、承《しょう》諾《だく》を得ることが必要です。

承諾《しょうだく》が得られたら訓練を開始します。その後は一定期間ごとに再度評価を行い、状態を確認します。訓練は必ずしも当初の計画通りに進むとは限りません。訓練途中《とちゅう》での評価、

図表2 言語聴覚療法の流れ（病院の例）

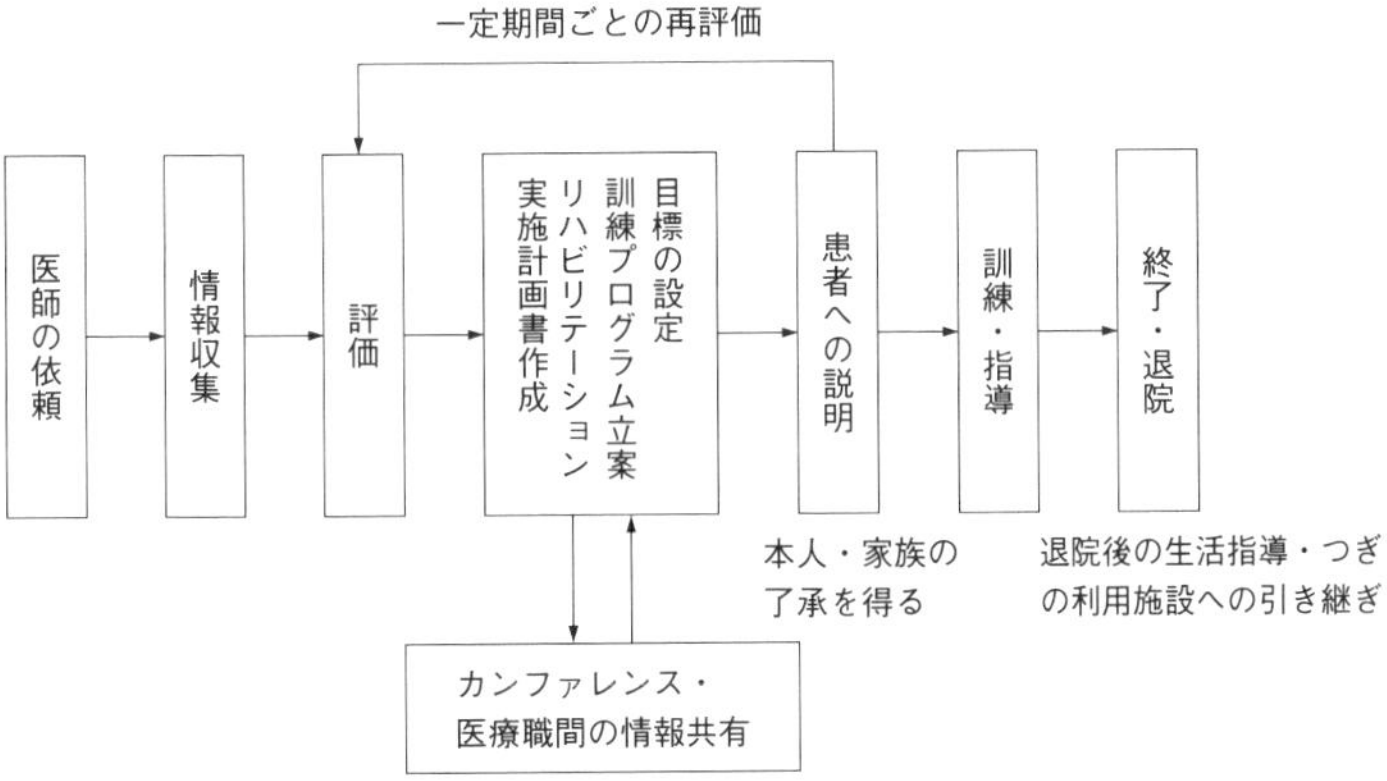

ほかのさまざまな専門職とのカンファレンス（会議）をもとに、一人ひとりの状態の変化に合わせて訓練プログラムの修正を行い、そのつど、患者《かんじゃ》や家族に説明しながら目標達成をめざします。

訓練の終了《しゅうりょう》とその後の指導

訓練期間が終了《しゅうりょう》したら、患者《かんじゃ》本人や家族への生活指導などを行います。病院で訓練を受けていた人が退院後も訓練を必要とする場合、在宅の人を対象とする地域リハビリテーションサービス施設《しせつ》、また介護《かいご》施設《しせつ》などに入る人は、施設《しせつ》に所属する言語聴覚士のリハビリテーションを受けることになります。利用する施設《しせつ》への移行中も支援《しえん》が途切《とぎ》れることのないよう、入院していた病院と退院後にその人が利用する施設《しせつ》が連《れん》携《けい》して、適切なサービスがスムーズに継続《けいぞく》できるシステムづくりが進められています。

発症《はっしょう》からの時期にあわせた支援《しえん》

リハビリテーションは、患者《かんじゃ》本人の身体と心の状態をよく観察しながら行わなければなりません。脳卒中や事故など突然《とつぜん》のできごとで失語《しつご》症《しょう》や高次脳機能障害を発症《はっしょう》した人の場合、発《はっ》症《しょう》からの時間の経過や状態の変化によって、一《いっ》般的《ぱんてき》に急性期、回復期、生活期と呼ばれる分類があります。それぞれの時期によって中心となる働きかけやリハビリテーションの課題や方向性は異なります。

●急性期――発症《はっしょう》後1カ月程度まで

総合病院や大学病院などの急性期病棟《びょうとう》で治《ち》療《りょう》が行われる時期です。原因となる疾患《しっかん》・事故

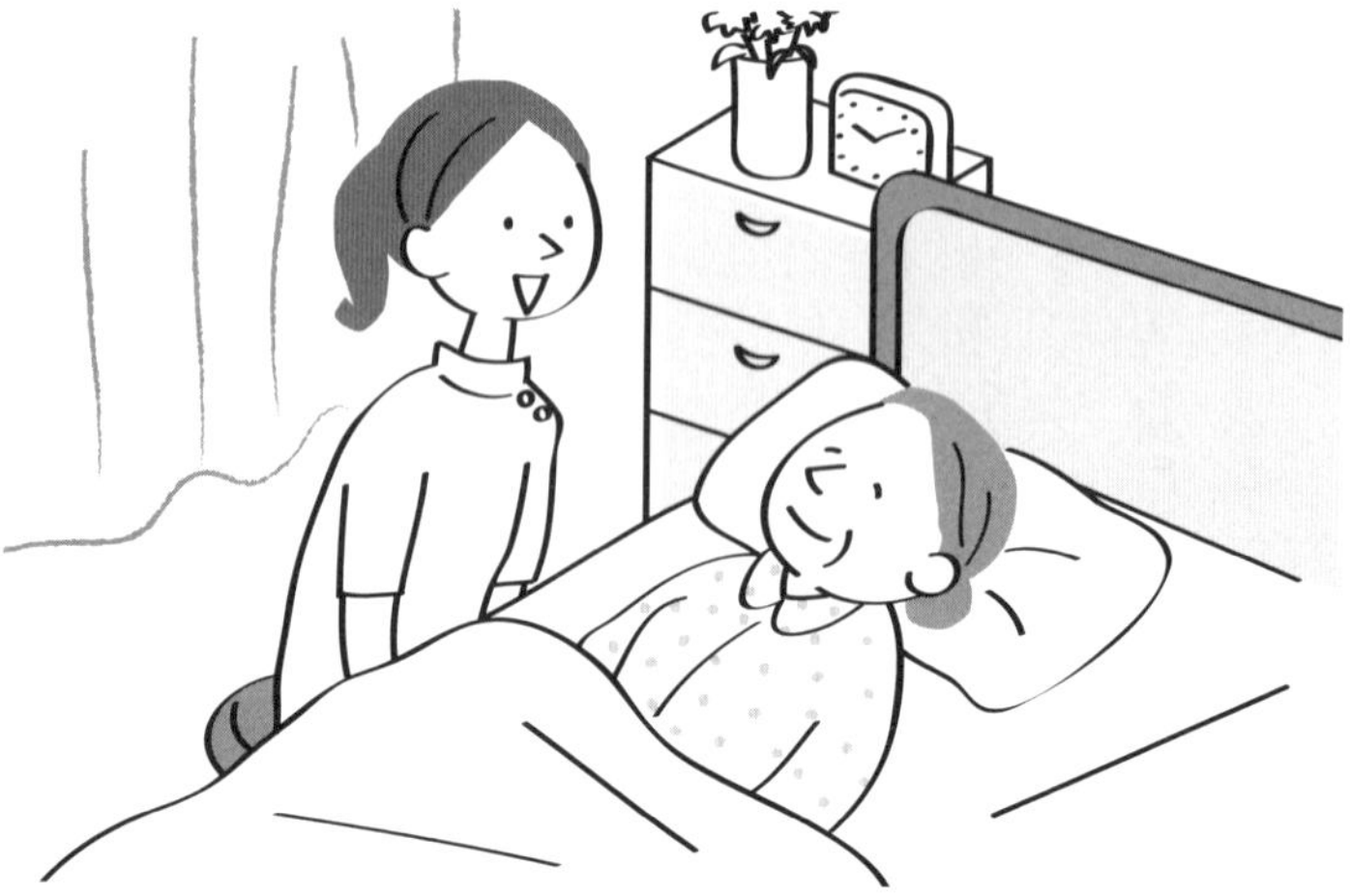

などによる生命の危険を脱《だっ》したら、廃用症候群《はいようしょうこうぐん》（寝《ね》たきりなどの状態が続くことによる筋肉の萎縮《いしゅく》や心肺機能低下などの弊害《へいがい》。生活不活発病とも言います）の予防のため、できるだけ早期にリハビリを始めます。発症《はっしょう》直後は全身状態が大きく変化する時期でもあり、意識レベルや障害の程度、患者《かんじゃ》の心理的な問題などを考慮《こうりょ》しながら、無理のないように訓練を開始します。

この時期は障害のおおまかな評価をし、まずは生命維持《いじ》のため摂食嚥下《せっしょくえんげ》機能の改善と、声が出ない場合のコミュニケーション手段の確保などが主な内容になります。また周囲のスタッフや家族に、有効なコミュニケーション方法を伝えることも言語聴覚士の重要な仕事です。

●回復期——急性期後発症《はっしょう》6カ月程度まで

急性期病棟《びょうとう》から病院の一般病棟《いっぱんびょうとう》やリハビリテーション病棟《びょうとう》、あるいはリハビリテーション専門病院に移って、本格的な訓練を行う時期です。言語聴覚士は障害を詳細《しょうさい》に分析《ぶんせき》・評価して訓練目標を設定し、プログラムを立案して訓練を進めます。そして定期的に状態を再評価しながら、目標に向けての機能回復を図ります。

回復期はその名のとおりもっとも機能の回復を望める時期ですが、患者《かんじゃ》自身に自分の負った障害についての自覚が生まれ、焦《あせ》りやいらだち、あきらめなど心の問題が起きやすい時期でもあります。言語聴覚士はその人の性格や社会的な背景も把握《はあく》し、よく相手を理解して、意欲を持続させながら支援《しえん》するよう努めます。

●生活期——発症《はっしょう》から6カ月以降

この時期になると、ほとんどの人が退院し、自宅に戻《もど》って生活することになります。自宅に戻っても引き続き言語聴覚療法《りょうほう》を受ける場合は、外来患者《かんじゃ》として入院していた病院や地域の診療所《しんりょうじょ》など医療施設《いりょうしせつ》に通院したり、自分が住む地域のリハビリテーションサービスを利用することになります。

　地域リハビリテーションサービスには、利用者が地域の病院や診療所《しんりょうじょ》、介護《かいご》老人保険施設《しせつ》などに通ってリハビリテーションを受ける通所リハビリテーションと、言語聴覚士が利用者の自宅を訪問して訓練を行う訪問リハビリテーシ

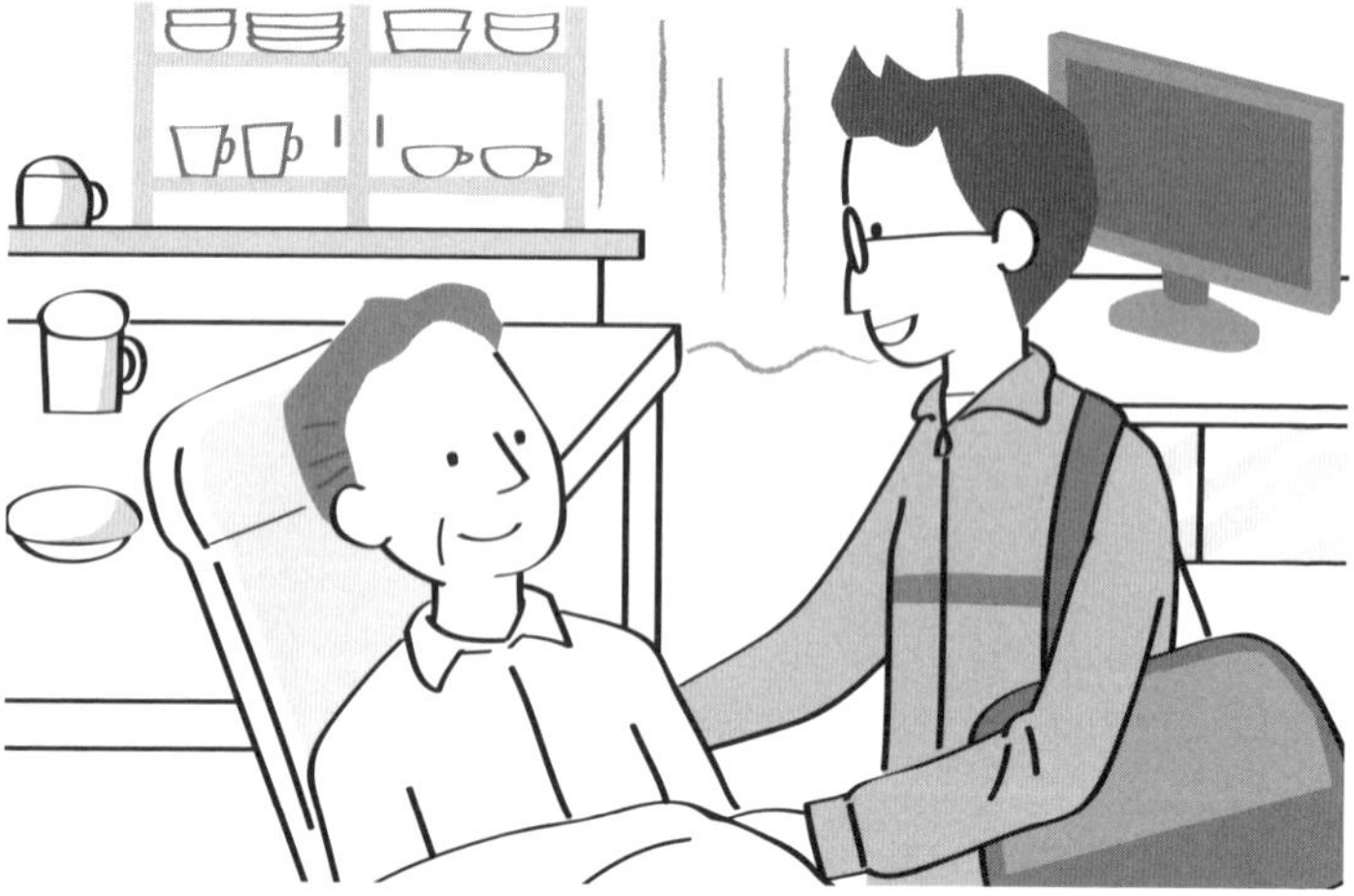

ヨンがあり、各事業所に所属する言語聴覚士が、利用者のニーズに合わせて支援《しえん》を行っていきます。

生活期の機能改善は、急性期や回復期に比べてかなりゆるやかで、なかなかはっきりとした改善が見られない場合もあります。

これまでに獲得《かくとく》した機能の維持《いじ》とさらなる向上のために継続《けいぞく》して訓練を続けること、また残された機能を使って周囲とコミュニケーションをとる方法を確立することが重要です。家庭での日常生活はもちろん、積極的に社会参加ができるよう、生活全般《ぜんぱん》の再構築を支援《しえん》し、生活の質の向上をめざします。

1日の仕事の流れ

病院で働く言語聴覚士の1日は？

回復期の患者《かんじゃ》を対象とする病院勤務の場合

言語聴覚士は通常、一人で複数の人を担当し、それぞれに時間を決めて個別に言語聴覚療《りょうほう》法を行います。1日に対応する人数や内容は、医療《いりょう》、福祉《ふくし》、教育など所属する分野、施設《しせつ》、さらに支援《しえん》する人の障害の状態によって異なります。ここではリハビリテーション専門病院など、回復期の患者《かんじゃ》を対象とする病院勤務の場合の例を参考に、1日の仕事の流れを見ていきます。

1日の仕事の始まりは、言語聴覚士、理学療法士《りょうほうし》、作業療法士《りょうほうし》などリハビリテーションスタッフによる朝のミーティングです。言語聴覚士はミーティングの開始時間に間に合うように出勤しますが、なかには、ミーティングの前にその日の訓練の準備をしたり、看護師など夜勤スタッフから自分の担当している入院患者《かんじゃ》のようすを確認するため、早めに出勤する言語聴覚士もいます。

朝のミーティングは20分ほどで、その日1日の予定や職員間の事務連絡《れんらく》、またそれぞれの担当患者《かんじゃ》に関する連絡事項《れんらくじこう》の確認などが行われます。

ミーティングが終了《しゅうりょう》すると、その日の訓練を開始します。言語聴覚士の訓練は通常個別に行われ、訓練を受ける患者《かんじゃ》が言語聴覚療法室《りょうほうしつ》を訪れて、静かな個室で一対一で訓練や指導をします。ただし、脳卒中や事故などで入院中の患者《かんじゃ》のなかには、自力で言語聴覚療法室《りょうほうしつ》まで来られない人もいますので、言語聴覚士のほうが病棟《びょうとう》に足を運ぶこともあります。

障害の状態によって訓練はさまざま

訓練時間は、図表3の例では一人につき1時間ですが、保険が適用される場合の言語聴覚療法《りょうほう》は20分が1単位と定められています。障害の状態や訓練の内容、発症《はっしょう》からの時期によって、もう少し短い時間のこともあります。

また、個別訓練のほか、同じような症状《しょうじょう》がある複数の患者《かんじゃ》が同時に訓練を受ける「集団コミュニケーション療法《りょうほう》」（グループ訓練）を行う場合もあります。集団療法《りょうほう》は症状《しょうじょう》が比《ひ》

図表3 言語聴覚士のある1日の業務例（回復期病院）

8：30～8：50	朝のミーティング
9：00～10：00	失語症の人への言語聴覚療法
10：00～11：00	高次脳機能障害の人への言語聴覚療法
11：00～12：00	摂食嚥下障害の人への言語聴覚療法
12：00～13：00	昼休み
13：00～14：00	摂食嚥下障害の人への言語聴覚療法
14：00～14：30	カンファレンス
14：30～15：30	構音障害の人への言語聴覚療法
15：30～16：30	失語症の人への言語聴覚療法
16：30～17：30	診療記録の作成、翌日使用する教材などの準備

較的《かくてき》軽い人や退院間近の人、また外来の患者《かんじゃ》が集まり、レクリエーションなどを通じて、たがいに交流しながら、自分にあったコミュニケーションの手段を確立するなど、社会復帰後を見据《みす》えた内容の訓練を行います。

午前の訓練が終了《しゅうりょう》すると、約1時間昼休みです。ただし、この時間は入院患者《かんじゃ》の昼食時間でもあります。昼食を利用して摂食嚥下《せっしょくえんげ》障害の人に食事の訓練を行う場合は、言語聴覚士は時間をずらして、訓練を終えてから遅《おそ》めの昼休みをとります。

昼休みが終わると、午後の訓練を開始します。訓練だけでなく、日によっては医師とともに*嚥下《えんげ》造影《ぞうえい》検査などの検査を行うこともありますし、定期的にカンファレンスも行われます。病院で行うカンファレンスとは、医師・看護師・リハビリテーションを担当する医療職《いりょうしょく》などによる会議のこと。対象

＊**嚥下造影検査**　患者に造影剤を含んだ模擬食品などを嚥下してもらい、レントゲンで飲みこみのようすを確認する検査。

となる人について、状態の変化や治療《ちりょう》、訓練の内容について各担当者が報告をし、新しい課題がないかなどを話し合い、最適な治療《ちりょう》の方針を検討、確認します。

診療《しんりょう》記録はスタッフの情報源

夕方、訓練がすべて終了《しゅうりょう》した後は、診療《しんりょう》記録を作成します。その日実施《じっし》した人ひとりの訓練内容、訓練中に見られた反応や状態の変化とそれに対する評価、次回の予定などを記録します。

リハビリテーションは一人の患者《かんじゃ》に複数の医療職《いりょうしょく》がかかわっています。診療《しんりょう》記録はほかの医療《いりょう》スタッフにとっても大切な情報源ですから、わかりやすく、ていねいに記録します。診療《しんりょう》記録が終わると、翌日行われる訓練の準備を行い、1日の業務は終了《しゅうりょう》します。

言語聴覚士の仕事には医師や看護師のように夜勤はありません。しかし業務終了後《しゅうりょうご》、今後の訓練に使うオリジナルの教材づくりを行うこともありますし、また多くの職場では、定期的に夕方から最新の知見（治療《ちりょう》や研究を通して得る知識のこと）を学ぶ勉強会や症例《しょうれい》の検討会を行っており、帰宅がやや遅《おそ》くなる日もあります。

患者の社会復帰のため、多方面からさまざまな医療専門職と協力する

一人ひとりのもつ個性や能力を重視した支援《しえん》

言語聴覚療法《りょうほう》を含《ふく》むリハビリテーション医療《いりょう》は、2001年にWHO（世界保健機関《せかいほけんきかん》）で制定されたICF（International Classification of Functioning, Disability and Health の略）という障害の捉《とら》え方を基盤《きばん》として行われています。

ICFは「国際生活機能分類」と日本語訳されています。用語は少し難しいですが、生活機能とは人が生きること全体をあらわします。「国際生活機能分類」は、障害者や要介《ようかい》護者《ごしゃ》について障害のある部分だけをみるのではなく、一人ひとりのもつ個性や能力を重視して、人間の全体像を捉《とら》えようという考え方なのです。図表4に示すように、生活機能の要素として「心身機能・身体構造」「活動」「参加」があげられ、リハビリテーション医《い》

療《りょう》は、障害のある部分の機能回復と同時に、この生活機能全体を視野に入れて支援《しえん》をします。

目標は、生活機能の向上

図表4では、各要素の関係を示す矢印が双方《そうほう》向《こう》になっており、おたがいにプラスにもマイナスにも影響《えいきょう》し合うことをあらわしています。もちろん疾病《しっぺい》などによって健康状態が低下すれば機能障害が起きるなど心身機能・身体構造が低下し、活動や参加が制限されるというマイナス方向に向かうこともあります。しかし障害が改善すれば、活動、参加もプラスの方向に向かいます。さらに、たとえ障害があっても社会参加ができれば、それがきっかけとなっていきいきと活動し、心身機能が向上することもあります。仕事や地域活動などで社会とつながることは、

図表4 ICFの概念図

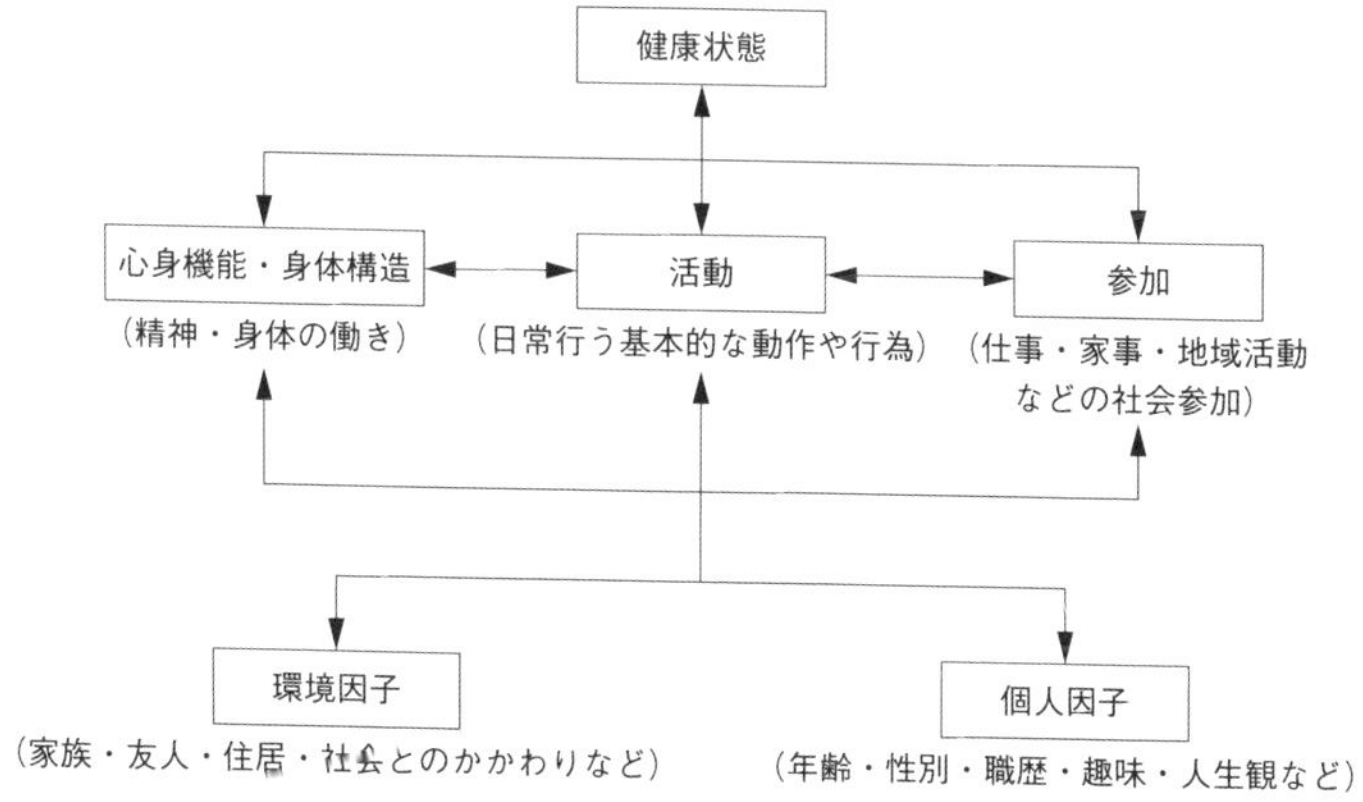

人の生きがいになり、心身の状態を改善させる効果があるのです。

医療《いりょう》専門職である言語聴覚士も生活機能全体を視野に入れ、機能回復のための訓練はもちろんのこと、最終目標であるよりよい参加が可能となるような支援《しえん》も行っていきます。残された機能を活かして言葉を補うコミュニケーション手段を獲得《かくとく》する手助けをしたり、地域の人や職場・学校などに障害への理解をうながすなど、本人を取り巻く環境《かんきょう》をととのえるための働きかけを行うこともあります。

多職種が協力して支える

リハビリテーション医療《いりょう》では、障害がある一人の人を、医師、看護師、臨床《りんしょう》検査技師、言語聴覚士、理学療法士《りょうほうし》、作業療法士《りょうほうし》、臨床《りんしょう》心理士、管理栄養士、薬剤師《やくざいし》、医療《いりょう》ソーシャルワーカーなど、たくさんの医療《いりょう》専門職が支援《しえん》しています。リハビリテーションを必要とする人は、障害の種類も重さも、また人としての個性も、家庭や経済の状況《じょうきょう》も叶《かな》えたい願いも、一人ひとりみんな異なります。ですから、言語聴覚士というひとつの専門性だけで、その人の生活機能の向上を実現することはできません。複数の医療《いりょう》専門職が、それぞれ専門的な視点からその人がかかえる問題に取り組み、多方面から支援《しえん》していく必要があるのです。

図表5 チーム医療（病院のリハビリテーションチームの例）

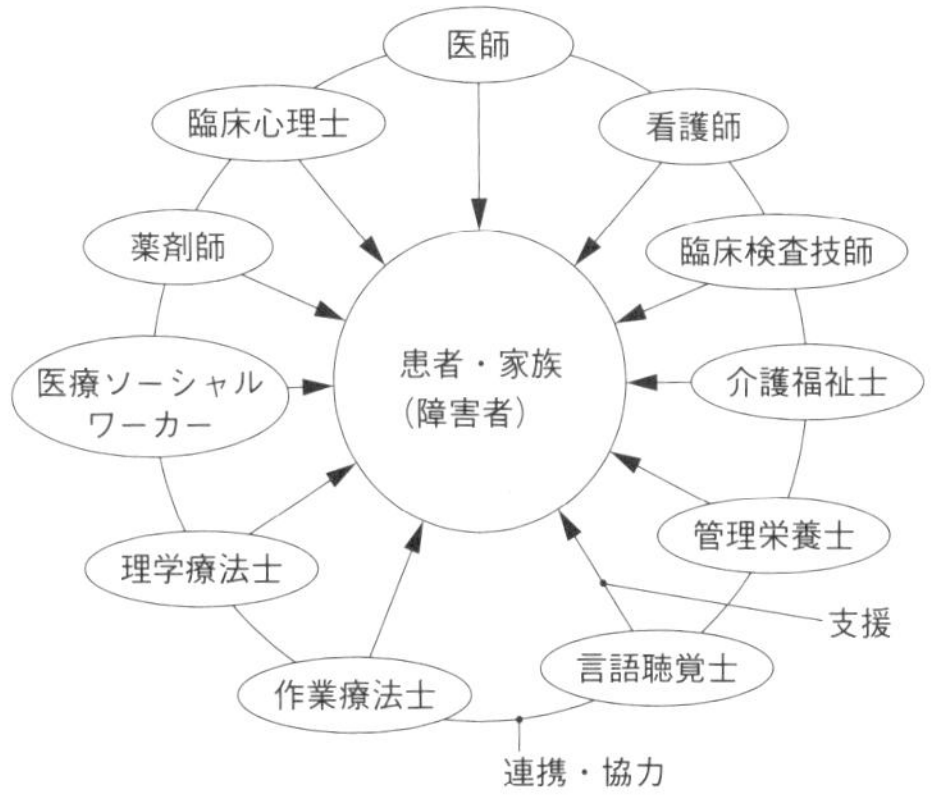

医療《いりょう》の現場で、複数の医療《いりょう》専門職が一人の患者《かんじゃ》の治療《ちりょう》、ケアにあたることを「チーム医《い》療《りょう》」と言いますが、リハビリテーション医療《いりょう》では特に、このチーム医療《いりょう》が重要視されています。

チーム医療《いりょう》では、図表5のように患者《かんじゃ》とその家族を主役とし、各医療《いりょう》専門職は脇役として、それぞれの専門性を活かして役割を分担します。ただし、めいめいが自分の専門分野のことだけを考えて、完全に分業しているわけではありません。支援《しえん》を受ける人の状態を全員で把握《はあく》し、共通の目標を掲《かか》げて、ひとつのチームとして連《れん》携《けい》しながら業務を行っています。各分野のエキスパートが、たがいに協力し合うことで、よりよい医療《いりょう》サービスを提供していくのです。この方法をチームアプローチと言います。

たがいに情報を共有する

　チームアプローチで大切なことは、チームのメンバーが情報を共有することです。それぞれが行っている治療《ちりょう》やケア、リハビリテーションの内容、その結果どのような効果が見られたか、問題点はないかなどの情報を、定期的なカンファレンスや、連絡会《れんらくかい》など仕事の確認の場を通じて、たがいに話し合います。情報を共有することで自分が行う支援《しえん》の方法を検討し、ときには修正しながら、常に適切なサービスを行っていくのです。

　また、一人の医療《いりょう》専門職が患者《かんじゃ》にかかわることのできる時間は限られますが、情報を共有することで、より効率的にケ

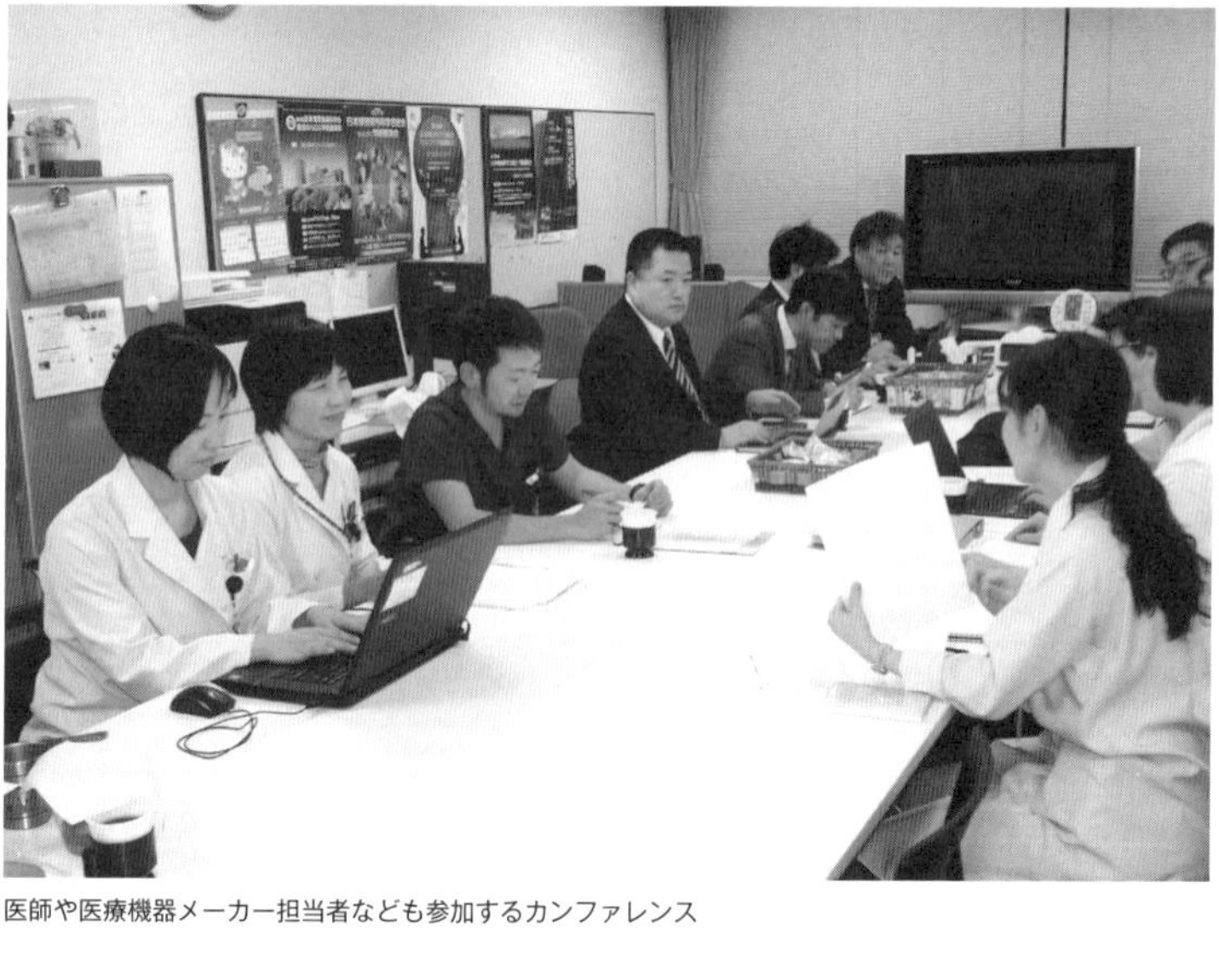

医師や医療機器メーカー担当者なども参加するカンファレンス

アやリハビリテーションを進めることができます。

たとえば病院で勤務する言語聴覚士であれば、患者《かんじゃ》に接する機会の多い看護師に必要な情報を伝えることによって、自分がいない時にも日常的にできる訓練につきそってもらうことができますし、さらに看護師からその結果を伝えてもらい、その後のリハビリテーションに役立てることもできます。

ほかの職種に関する知識をもつ

医療《いりょう》の進歩にともない、各医療職《いりょうしょく》の専門性は日々、より深まっています。しかしチームのメンバーはそれぞれに、関連するほかの分野について、おたがいに一定以上の知識をもっている必要があります。

たとえば、言語聴覚士が理学療法士《りょうほうし》の診療《しんりょう》記録を見ても、理学療法《りょうほう》の知識がなければ内容を正しく把握《はあく》することはできませんし、カンファレンスで治療《ちりょう》の方向性を話し合う時も、ほかの専門職の報告や意見に対して自分の意見を述べたり、仲間の支援《しえん》の成果を自分自身の仕事に活かすことができません。

言語聴覚士をはじめ、リハビリテーションにかかわる医療《いりょう》専門職は、関連領域の学会や講習会に積極的に参加し、異なる分野の知識を学んでいます。そして自分の専門性と合わせて総合的に考察しながら、カンファレンスで意見を交わしたり新しい支援《しえん》方法の提案をしたりして、よりよい支援《しえん》の方向性をともに追求していきます。

施設《しせつ》や領域を超《こ》えた連携《れんけい》も必要

言語聴覚士がほかのリハビリテーションにかかわる専門職と連携《れんけい》するのは、病院などの医《い》療《りょう》施設《しせつ》内だけではありません。

地域リハビリテーションサービスでは、医《い》療《りょう》専門職だけでなく介護《かいご》支援《しえん》専門員（ケアマネージャー）や訪問介護員《かいごいん》（ホームヘルパー）、社会福祉士《ふくしし》などとの連携《れんけい》が欠かせませんし、ICFの図でいう環境《かんきょう》因子をととのえるためには地域住民や行政サービスと協力することも必要です。また子どもに対する場合は、保健所の

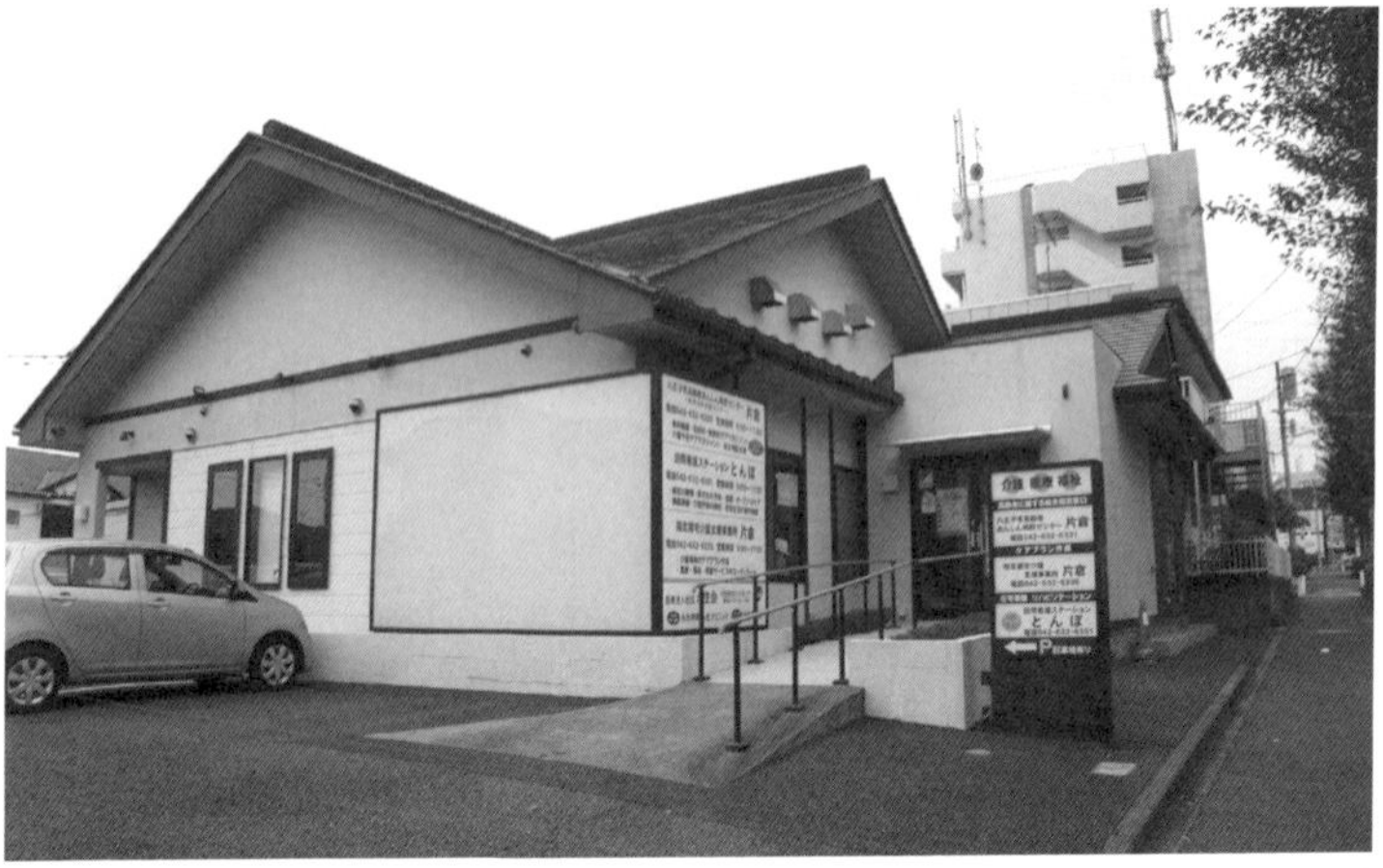

地域で訪問リハビリテーションを行っている施設でも、さまざまな職種が連携しています　編集部撮影

職員や保護者、また乳幼児期、学齢期《がくれいき》など、成長に合わせて保育園や幼稚園《ようちえん》、学校などの教育関係者とも連携《れんけい》していくことが大切です。

さらに、すでに述べたように、急性期、回復期、生活期という時期によって、病院や地域リハビリテーションサービスなど、障害がある人が利用する施設《しせつ》も異なることから、支援《しえん》が途切《とぎ》れないよう施設《しせつ》間での連携《れんけい》も求められます。このように、障害がある人にかかわるさまざまな分野の専門家、また施設《しせつ》がたがいに連携《れんけい》し、言語聴覚士もこの一員として役割をしっかりと果たすことで、一人ひとりの生活機能の向上に貢献《こうけん》することができます。

言語聴覚士が働く場所

言語聴覚士はどのような職場で働いているのか

幅《はば》広《ひろ》い活《かつ》躍《やく》の場

図表6は、言語聴覚士がどのような機関に所属して働いているか、その割合を示したものです。これを見ると、言語聴覚士が病院などの医《い》療《りょう》機関を中心に、さまざまな分野で活《かつ》躍《やく》していることがわかります。

ここでは、言語聴覚士の主な職場について見ていきましょう。

医《い》療《りょう》機関

言語聴覚士が勤める医《い》療《りょう》機関には、大学病院や総合病院のリハビリテーション科、口《こう》腔《くう》外科、耳鼻咽《いん》喉《こう》科《か》などのほか、リハビリテーション専門病院やリハビリテーションセンター、地域の診療所《しんりょうじょ》（医院、クリニックとも呼びます）などがあります。

大規模な総合病院や大学病院は、急性期を中心に、治《ち》療《りょう》が難しい病気に対する高度医療《いりょう》を提供します。また総合病院には地域医療《いりょう》の中核《ちゅうかく》となって、近隣《きんりん》の医療《いりょう》機関、保健・介護《かいご》・福祉施設《ふくししせつ》と連携《れんけい》しながら、地域のニーズに応じた医療《いりょう》を提供するところもあります。

リハビリテーション専門病院は主に回復期の患者《かんじゃ》の日常生活動作（ＡＤＬ）の改善を目的に、リハビリテーションを集中的に行います。

リハビリテーションセンターは、障害者の機能回復のためのリハビリテーションとともに、社会復帰のための相談業務など、複合的な援助《えんじょ》サービスを行う施設《しせつ》です。

それぞれの医療《いりょう》機関によって、受け入れる患者《かんじゃ》の発《はっ》症《しょう》からの時期や、傷病や障害の状態は異なりますので、医療《いりょう》機関に所属する言語聴覚士は、勤務する施設《しせつ》ごと

図表6　言語聴覚士の所属機関

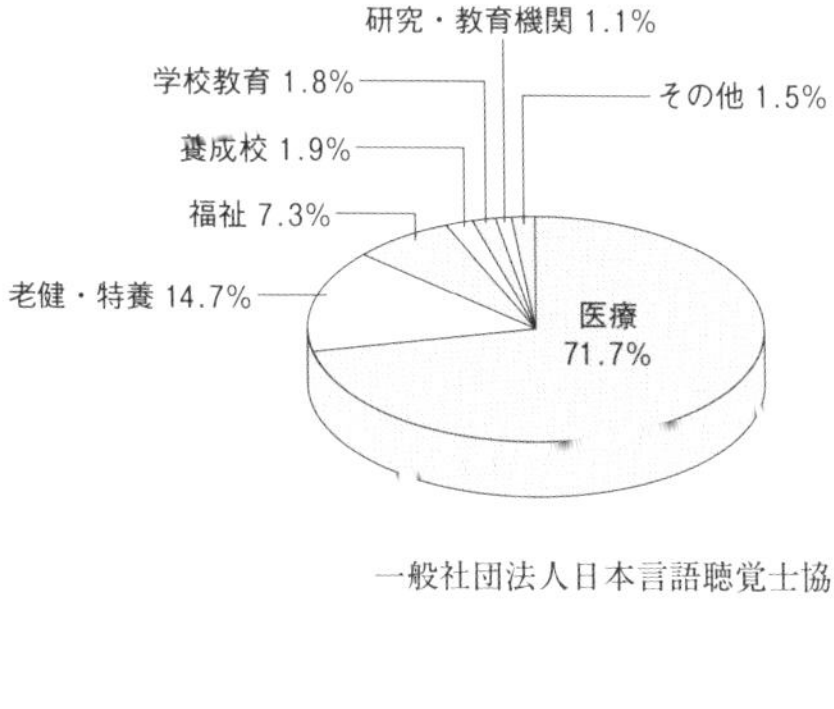

（2021年３月現在）
一般社団法人日本言語聴覚士協会ホームページより

に、医師・歯科医師をはじめとする医療職《いりょうしょく》と連携《れんけい》して、患者《かんじゃ》の状態に合わせた支援《しえん》を行っていきます。医療《いりょう》機関は、リハビリテーション医療《いりょう》の担い手である言語聴覚士が、もっとも多く働いている職場です。

福祉《ふくし》機関

福祉《ふくし》機関で言語聴覚士が勤務するのは、65歳以上の高齢者《こうれいしゃ》を対象とした特別養護老人ホーム（介護《かいご》老人福祉施設《ふくししせつ》）、デイサービスセンター（通所介護《かいご》事業所）などの入所・通所施設《しせつ》や心身障害者福祉《ふくし》センター、また子どもを主な対象とする肢体《したい》不自由児施設《しせつ》や重症《じゅうしょう》心身障害児（者）施設《しせつ》（肢体《したい》不自由と知的障害や言語障害など複数の障害がある人に対応する施設《しせつ》）などです。

言語聴覚士は、高齢者《こうれいしゃ》を対象とする施設《しせつ》で介《かい》

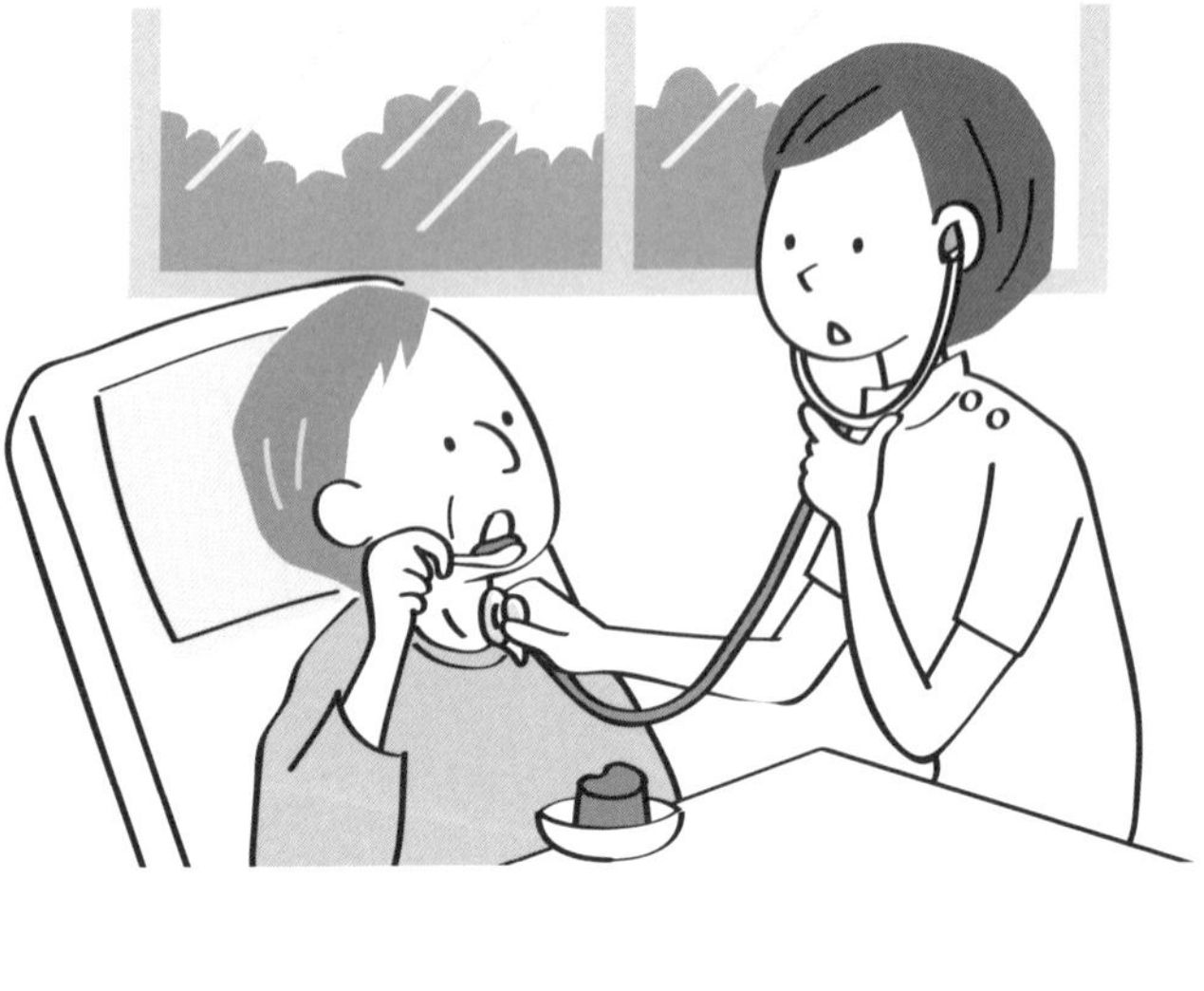

護《ご》専門職や栄養士などと協働しながら摂《せっ》食《しょく》嚥《えん》下《げ》障害の訓練や指導をしたり、個別対応のほかレクリエーションを取り入れた集団リハビリテーションで言語・認知機能の維《い》持《じ》・向上を図ります。また肢《し》体《たい》不自由児施《し》設《せつ》、重《じゅう》症《しょう》心身障害児（者）施《し》設《せつ》などでは障害の状態や年《ねん》齢《れい》に合わせた摂《せっ》食《しょく》嚥《えん》下《げ》の訓練・指導や発達障害児の言語・コミュニケーション訓練、保護者への助言など、さまざまな支《し》援《えん》を行います。

保健機関

言語聴覚士のいる保健機関には老健と通称される介《かい》護《ご》老人保健施《し》設《せつ》やデイケアセンター（通所リハビリテーション事業所）といった利用者が通う通所施《し》設《せつ》、また利用者の自宅で看護活動やリハビリテーションを行う訪問看護事業所や訪問リハビリテーション事業所、保健所や保健センター、また高《こう》齢《れい》者《しゃ》の総合的な生活支《し》援《えん》の窓口である地域包《ほう》括《かつ》支《し》援《えん》センターなどがあります。

介《かい》護《ご》老人保健施《し》設《せつ》は、介《かい》護《ご》を必要とする65歳《さい》以上の高《こう》齢《れい》者《しゃ》の自立を支《し》援《えん》するための施《し》設《せつ》です。通所のほか、身体状《じょう》況《きょう》によっては入所し、3カ月のケアプランを立てて家庭への復帰をめざします。デイケアセンターは身体機能や認知機能の維《い》持《じ》・回復のためのリハビリテーションを主に行う施《し》設《せつ》です。

通所施設《しせつ》に勤務する言語聴覚士は、利用者が自宅で安全に生活できるよう、施設《しせつ》内で摂《せつ》食嚥下《しょくえんげ》・言語・認知機能の向上のための個別・集団リハビリテーションを行います。一方、訪問リハビリテーション事業所に所属する言語聴覚士は、利用者の自宅を訪問して、一人ひとりの状態に合わせた訓練や指導を行います。

保健所、保健センターなどに所属する言語聴覚士はまだ少数ですが、公務員として、機能回復訓練ではなく相談業務を主に担当します。子どもの場合、1歳《さい》6カ月健診《けんしん》や3歳児《さいじ》健診《けんしん》で言葉の遅《おく》れやコミュニケーションの質について指摘《してき》されることも少なくありません。そうしたさいに、保護者からの相談に応じたり、また高齢者《こうれいしゃ》の聴覚、言語、摂食嚥下《せっしょくえんげ》障害などの相談を受け、医療《いりょう》機関の受診《じゅしん》や介護施設《かいごしせつ》の利用に関するアドバイスをするのが主な仕事です。

教育機関

教育機関の職場としてはまず、言語聴覚士の指定養成所があります。言語聴覚士の指定養成所は年々増加しており、経験豊富な言語聴覚士が、教員として勤務し後進の育成にあたっています。

また、小学校・中学校や特別支援《しえん》学校で、教員として障害のある子どもの指導を行う言

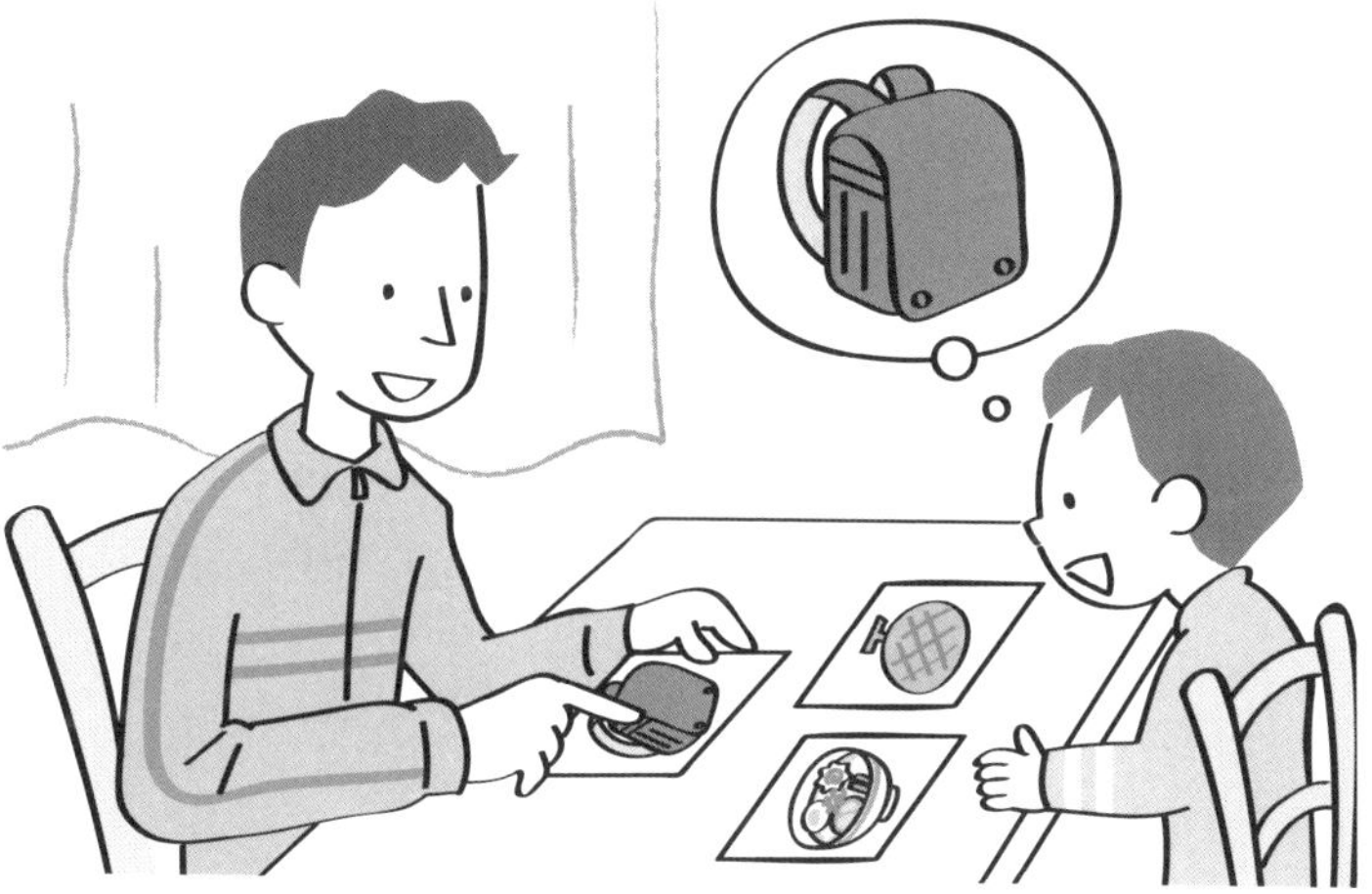

語聴覚士もいます。小・中学校では、通常学級で学ぶことが困難な障害児が在籍《ざいせき》する特別支援学級や、通常学級に在籍しながら決まった時間に通う「ことばの教室」「きこえの教室」などの通級指導教室で障害児に対応しています。

ただし、小・中学校や特別支援《しえん》学校の教員になることができるのは言語聴覚士の資格の有無にかかわらず、教員免許《めんきょ》をもっている人です。ですから、教員をめざすなら、学校の種類ごとに必要な教員免許《めんきょ》を取得しなければなりません。教員免許《めんきょ》をもつ言語聴覚士が小・中学校で教員として採用されれば、特別支援《しえん》学級や「ことはの教室」「きこえの教室」だけでなく、通常学級にも配属されます。

なお、特別支援《しえん》学校・特別支援《しえん》学級で働くことを希望する場合、自立活動（健康保持や心理的な安定、人間関係の形成・コミュニケーションなど）を担当する自立活動教諭《きょうゆ》一種免《めん》許状《きょじょう》を取得する方法もあります。ただし、この教員免許《めんきょ》では国語や理科など、自立活動以外の教科の指導をすることはできません。

さらなる活躍《かつやく》を期待

言語聴覚士は現在、全体の約7割が医療《いりょう》機関に所属しており、その他の機関で働く言語聴覚士の数は全体の3割程度と少ないのが現状です。しかし疾病《しっぺい》や事故で入院した人も、すべての人が障害を完全に克服《こくふく》してから退院するわけではなく、地域の通所リハビリテーション施設《しせつ》や訪問リハビリテーション事業所で働く言語聴覚士の存在もたいへん重要です。2006年からは言語聴覚士の訪問リハビリテーションにも介護《かいご》保険を適用できるようになり、これらの機関で働く言語聴覚士の数も増えつつあります。

一方、現在医療《いりょう》機関で働く言語聴覚士の人数が十分かと言えば、そういうわけではありません。日本で国家資格となってからの年数が浅い言語聴覚士の人数は、支援《しえん》の対象となる障害者の数に比べてまだ不足しており、医療《いりょう》機関においても、さらに多くの言語聴覚士の配属が求められている状態です。

厚生労働省の「身体障害児・者実態調査」（2006年）によると、聴覚および言語障害者の人数は乳幼児から高齢者《こうれいしゃ》まで含《ふく》めて約36万人。また高齢者《こうれいしゃ》に多い認知症《にんちしょう》の人など、数多くの人たちが、言語聴覚士の支援《しえん》を必要としています。

これに対し、日本の言語聴覚士の人数は2021年で3万6255人です。しかもこれは実際に言語聴覚士として就労している人の数ではなく、有資格者の総数（2020年度の国家試験合格者累計《るいけい》）で、定年年齢《ねんれい》に達している人やほかの職業についている人、休職中の人も含《ふく》んだ人数です。

言語聴覚士を志す人が今後さらに増えて、乳幼児《にゅうようじ》から高齢者《こうれいしゃ》まであらゆる年代の人を、医療《いりょう》機関をはじめ幅広《はばひろ》いフィールドで支えていくことが期待されています。

ミニドキュメント 1 訪問リハビリテーションの分野で働く言語聴覚士

ふだん生活している自宅で生き方に合わせたリハビリを

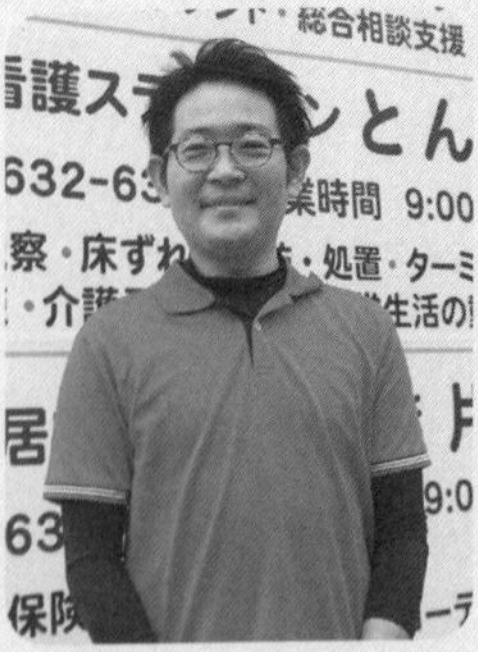

編集部撮影

永《えい》生《せい》会《かい》在《ざい》宅《たく》総《そう》合《ごう》ケアセンター
山《やま》本《もと》徹《てつ》さん

社会福祉士《ふくしし》と言語聴覚士の資格を取得

私は大学で社会福祉《ふくし》を学び、卒業後2年間は社会福祉士《ふくしし》の資格をもって、神奈川県横浜《かながわけんよこはま》市《し》にある障害者福祉施設《ふくししせつ》で利用者の生活支援《しえん》をしていました。そこは、主に脳性まひや知的障害など先天性の障害がある人たちが通って作業を行う施設《しせつ》でした。

利用者と接するなかで、障害の本質とは何かを考えました。そしてそれは、コミュニケーションが困難なことではないかと思い至ったのです。そしてコミュニケーション障害について突《つ》き詰《つ》めたい、言語聴覚士になりたいと決意しました。

そこで施設《しせつ》を退職し、指定養成所で2年間学びました。そして、試験を受けて資格を取得、2004年に言語聴覚士として、東京都にある医療法人社団永生会《いりょうほうじんしゃだんえいせいかい》に就職しました。

永生会は、病院、介護《かいご》老人保健施設《しせつ》などさまざまな施設《しせつ》を運営しています。私は病院で入院患者《かんじゃ》さんのリハビリに5年たずさわり、つぎに外来患者《かんじゃ》さんを担当するクリニックに勤務しました。その後、永生会在宅総合ケアセンターに異動し、訪問リハビリテーションの業務を担当することになりました。これは、私の希望でもありました。ふだん生活している自宅のほうが、よりその人の意思を尊重し、生き方に合わせたリハビリができると考えたからです。

1日に5～6件を訪問

朝9時までに拠点《きょてん》となる訪問看護ステーションに出勤し、スタッフと10分間ほどミーティングをした後、訪問先で使う道具を入れたバッグを車に積んで、利用者のご自宅に向かいます。ステーションから半径4～5㎞くらいが訪問エリアで、午前中に2件、午後に3～4件の利用者宅を訪問します。滞在《たいざい》時間は、医療《いりょう》保険を使っての訪問リハビリは45分～1時間、介護《かいご》保険を使う場合は40分間です。

利用者の一人、31歳《さい》男性の山口《やまぐち》さん（仮名）は大学生の時、交通事故で意識不明の重体となり、現在も全身にまひがあって、自力で体を動かすことも、話すこともできない状態です。昼間は車椅子《くるまいす》に座り、言語聴覚療《りょう》法《ほう》のほか音楽療法《りょうほう》や理学療法《りょうほう》など、さまざまなリハビリを受けています。

私は2010年から7年間、毎週1回山口さんの自宅を訪問し、食べる機能を回復させる訓練を行っています。なかには山口さんの

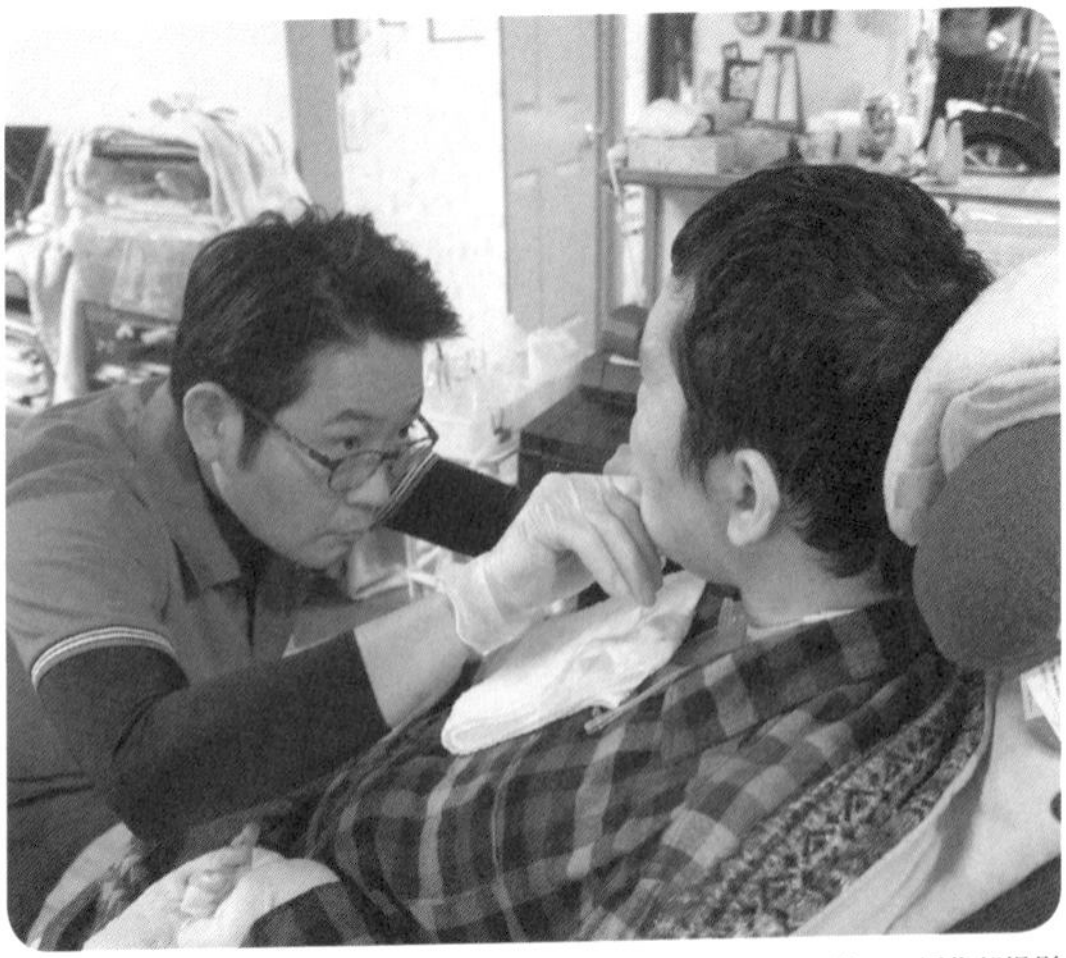

摂食嚥下障害の訓練で、食前に口腔内の筋肉をほぐすマッサージ　編集部撮影

ように、何年にもわたって支援《しえん》が必要な人もいるのです。

まずは血中の酸素濃度《のうど》を測って、呼吸の状態に問題がないことを確認してから、首の運動や腕《うで》の曲げ伸《の》ばしなどを行って体をほぐし、お口のストレッチに移ります。「口の中を触《さわ》りますよ」と声をかけて、ビニール手袋《てぶくろ》をした指を入れ、頬《ほお》や唇《くちびる》の内側を伸《の》ばして、筋肉をやわらかくします。飲みこみやすくなるよう、あごの関節も動かします。

つぎに、カテーテルを食道に入れて先を膨《ふく》らませ、スポーンと引き抜《ぬ》きます。これは食道を広げるための訓練で、嚥下《えんげ》専門の歯科医師の指示で行っています。PAPという舌の動きを補助する器具を上あごに取りつけて、いよいよ摂食嚥下《せっしょくえんげ》訓練です。「これから食べる訓練を始めますよ」と言って山口さんを見つめると、視線を合わせ、まばたきをして「OK」という意思表示をしてくれます。

凍《こお》らせた綿棒で口の中を刺激《しげき》した後、ヨーグルト、液体状にした豆腐《とうふ》やシチューなど、ご家族に用意していただいた食事を少しずつ、口に入れていきます。食べ物が気管に入ってしまうと窒息《ちっそく》したり、誤嚥性肺炎《ごえんせいはいえん》を起こしてしまうので、細心の注意が必要です。最後に、口の中をきれいに清拭《せいしき》して摂食嚥下《せっしょくえんげ》訓練を終了《しゅうりょう》します。

「買い物に行きたい」をサポート

74歳《さい》女性の有田《ありた》さん（仮名）は一人暮《ぐ》らし。脳出血の後遺症《こういしょう》で失語症《しつごしょう》になってしまいました。言葉の訓練を受けて、だいぶ話せるようになりましたが、外出先での会話など、実用的なコミュニケーションに不安があり、困っています。バスに乗って買い物に行きたいと希望していて、都内のバスに無料で乗車できる東京都シルバーパスを入手したいのですが、その手続きができません。そこで、訪問リハビリでは、発行窓口の人への伝え方、手続きに必要な住所の書き方、買い物をした時のお金の払《はら》い方などを練習します。私がつきそって、実際にバスに乗り、スーパーへ行って買い物をする訓練なども行っています。

　このように、言語聴覚士が自宅に訪問して行う言語聴覚療法《りょうほう》では、病院や施設《しせつ》ではできない実生活に即《そく》した訓練が可能です。

スキルアップと他職種との連携《れんけい》

自宅でのリハビリは、本人や家族の「これをやりたい」「やらせてあげたい」という思いに接しながらの支援《しえん》なので、難しい面もあります。たとえば、嚥下障害《えんげしょうがい》のある人が「食べたい」と希望する食べ物が、医療職《いりょうしょく》の目で見ればまだその人には危険だと思われる時もあります。

私が心がけているのは、すぐに「だめです」と否定しないことです。「食べたい」には、食べるという行為だけでなく、家族のつくったものを食べたい、誰《だれ》かといっしょに食べたいという思いもあるはずです。食事もコミュニケーションなんです。言語聴覚士は、人の生きざまを支援《しえん》する存在だという思いがあります。ですから医師と相談して、食べられる形態のものを代案として提案するなど、できるかぎりの工夫をします。

利用者にとって安全な提案をするためには、もちろん自分のスキルをみがかなければなりません。経験を積むことも大事ですし、介護《かいご》、栄養、関連する疾患《しっかん》など、さまざまな領域の学会や講習会などに参加して、知識や技術を増やす努力が必要です。

また利用者の自宅には、言語聴覚士だけでなく、医師、理学療法士《りょうほうし》、作業療法士《りょうほうし》、看護師などさまざまな医療《いりょう》専門職が訪問していますので、そうした人たちと連携《れんけい》し、情報を共有することも欠かせません。摂食嚥下《せっしょくえんげ》訓練を行う時は、医師や歯科医師に嚥下《えんげ》内視鏡検査と言って、鼻から細い管を入れて飲みこみの検査をしてもらい、その評価をもとに訓練を行います。また、訪問した時、体調が悪いようであれば看護師に連絡《れんらく》して来てもらったり、利用者が通っているデイサービス施設《しせつ》にいっしょに行って、「こういう食べ物をこのように食べさせてください」と施設《しせつ》のスタッフにアドバイスしたり、文書で知らせることもあります。

言語聴覚療法《りょうほう》を地域に根付かせたい

言語聴覚療法《りょうほう》を受ければ、話せるように

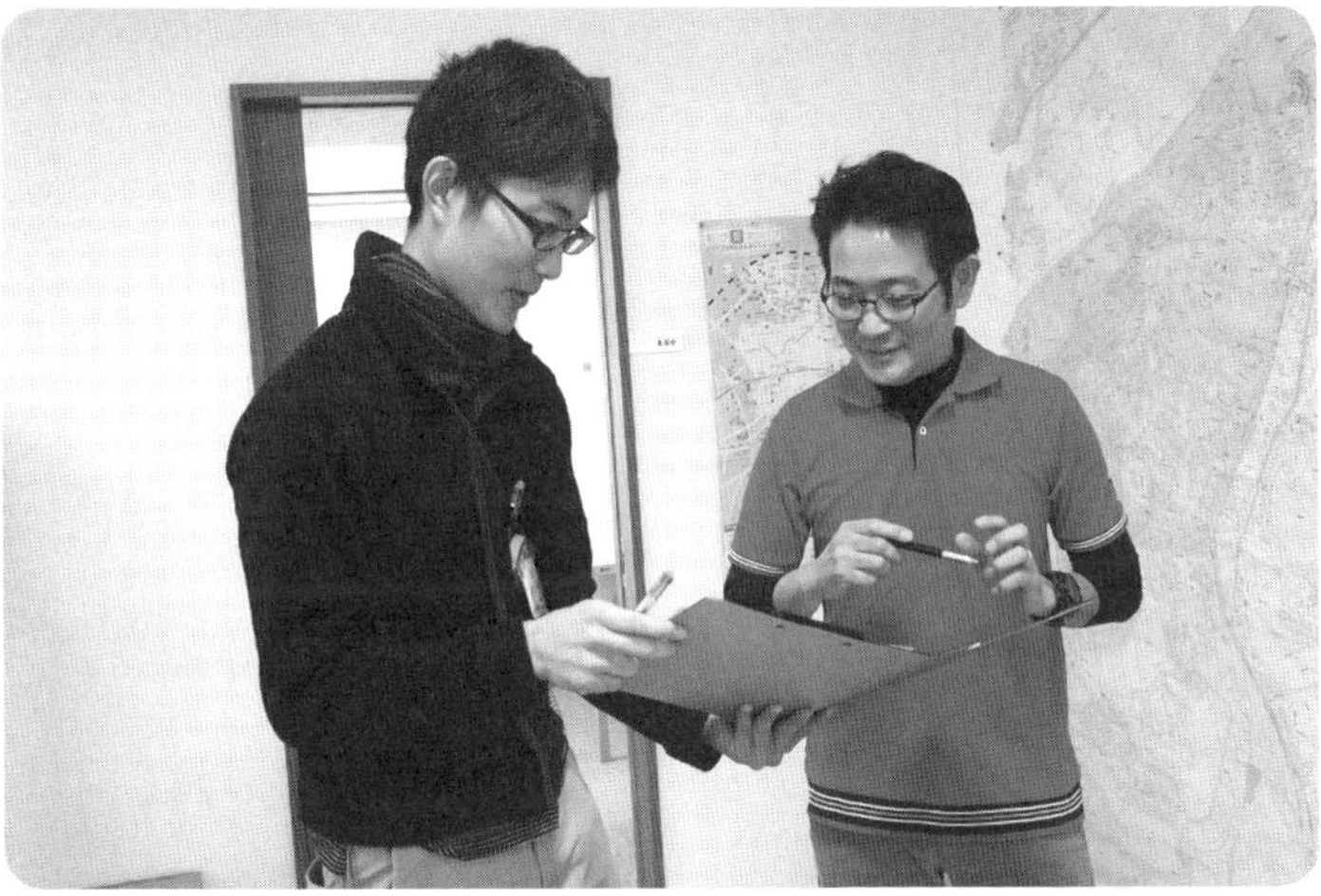

訪問看護ステーションでのミーティング。情報をおたがいに共有することが大事　編集部撮影

なったり、食べられるようになる可能性があるのに、まだ、私たちのサービスにつながっていない人が少なからずいます。病院で言語聴覚士のリハビリを受けていた人は、退院後も引き続き支援《しえん》を希望されますが、家にいて認知症《にんちしょう》などを発症《はっしょう》した場合、言語聴覚療法《りょうほう》についてよく知らないまま、重症化《じゅうしょうか》してしまう人もいるのです。そこでケアマネジャーの研修会に出かけて行くなど、言語聴覚療法《りょうほう》が地域になじんでいくよう、普及《ふきゅう》啓発《けいはつ》活動も行っています。

今後は訪問リハビリにおける言語聴覚療法《りょうほう》のフォーマットづくりや、教育体系の整備も必要だと思っています。20代・30代の若い言語聴覚士も、もっと訪問リハビリの分野に出て、不安なく仕事ができるようになっていってほしいですね。

ミニドキュメント 2 教育機関で働く言語聴覚士

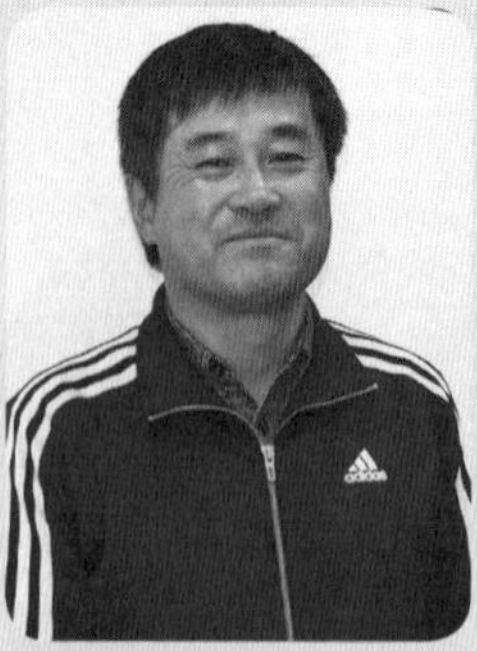

小学校で子どもと一対一で向き合う

栃木《とちぎ》県《けん》宇都宮《うつのみや》市立《しりつ》桜《さくら》小学校《しょうがっこう》言語《げんご》障害《しょうがい》通級《つうきゅう》指導《しどう》教室《きょうしつ》
森谷真木夫《もりやまきお》さん

週1回の「ことばの教室」

私は現在、宇都宮市立桜小学校で言語障害通級指導教室「ことばの教室」を担当しています。この教室では、発音の誤り（構音障害）や、どもり（吃音《きつおん》）、言葉の遅《おく》れ（言語発達遅滞《ちたい》）などのある子どもたちが、週1回、45分間の個別指導を受けています。現在、桜小学校と近隣《きんりん》の小学校から、合わせて27人が通級しています。ほかの学校の子どもたちは、保護者といっしょに通ってきます。

「ことばの教室」の授業は、7時間目まであります。ほかの小学校から来る子は、自分の学校の授業にあまり影響《えいきょう》がないよう、1時間目や放課後の6・7時間目などに指導を受けます。桜小学校の子は、すぐにクラスの授業に戻《もど》れるので中間の時間に来ます。個別指導なので、1日に指導する子は5～6人です。指導が終わると、連絡《れんらく》ノートにその日の指導内容や伝達事項《じこう》を書いて子どもに渡《わた》します。それを保護者と担任の先生に見てもらい、気付いたことなどを書きこんでもらい、つぎの時間に持ってきます。こうして、保護者や担任の先生と連携《れんけい》しながら、指導を進めます。

もっとも多いのは構音障害

現在、桜小学校の「ことばの教室」に通っている子の約3分の2は、「サカナ」が「タカナ」となるといった構音障害で指導を受けています。発音は唇《くちびる》や舌の動きが影響《えいきょう》するので、それらの動きをよくする練習や、息をまっすぐに長く吐《は》く練習などが大切です。同時に、正しく発音するには耳からの情報が大事なので、誤り音と正しい音の聞き分け練習もします。

そして、舌の動かし方などを学習し、正しい音をつくれるようになったら、ゲームを取り入れるなどして、楽しく発音練習ができるように工夫しています。「サカナと言えたら剣《けん》を1本刺《さ》そう」という「黒ひげ危機一発」が子どもたちのいちばん人気です。言葉が書かれたカードを差しこむと正しい音声が出る、構音練習用の教育機器もあります。自分が発音した音を録音し、見本の音と聞き比べ、どんなふうに自分が間違《まちが》えるのかを知ることもできます。構音障害の場合、1年くらいで正しく発音できるようになることが多いです。

由美《ゆみ》さん（仮名）は、「カニ」と言おうとすると「タニ」となる（「カキクケコ」が「タチツテト」になる）状態が幼稚園《ようちえん》の時から見られました。発音の誤りは小学校へ入るころには自然に治ることもありますが、由美さんはなかなか治らなかったため、心配したお母さんが夏休み前の保護者懇談会《こんだんかい》で担任の先生に相談しました。そして、先生から、市の教育センターへ行くようアドバイスを受け、センターでは専門の言語聴覚士が検査をし、「ことばの教室」への通級を勧めました。

由美さんは2学期から「ことばの教室」へ通い始めました。2~3回ようすを見て、どういう指導が必要かを考え、指導計画を立てました。最初は息の出し方や舌の動かし方など基本的練習を行い、続いて音の聞き分けの練習。その後、発音の仕方そのものを指導していきました。由美さんは1年ほどで正しく発音できるようになり、翌年の1学期で終了《しゅうりょう》となりました。

吃音《きつおん》の子には自己肯定感《こうていかん》を

構音障害のつぎに多いのが、「ボ、ボ、ボクは」など同じ音のくり返しや、最初の音がなかなか出てこないどもる（吃音《きつおん》）子どもです。吃音《きつおん》は、まったくどもらないように治すことは難しいので、小学校卒業まで通級することも多いです。多少苦労することはあっても、吃音《きつおん》とともに豊かに生きていくことが可能なことは、多くのどもる大人のようすからわかっています。そこで、どうやったらそんな生き方ができるのかをともに考え、そのヒントを見つけていくことを重視して指導します。

5年生の圭太《けいた》君（仮名）は3歳《さい》ごろからどもり始め、「ことばの教室」には2年生から通っています。最初のころ、どもるのは自分

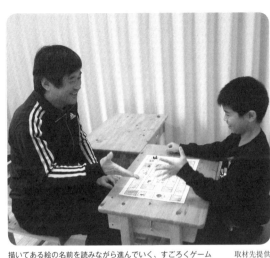

描いてある絵の名前を読みながら進んでいく、すごろくゲーム　取材先提供

だけ、どものはだめなことと考えていたようで、話す場面を避《さ》けるようすも見られました。そこで、「世の中には大昔《おおむかし》からどもる人が100人に1人くらいいる」「吃音《きつおん》があっても堂々と生きている人がたくさんいる」ことなどを伝え、吃音《きつおん》について正しく理解する学習を始めました。そして、『どもりカルタ』（発行・日本《にほん》吃音《きつおん》臨床《りんしょう》研究会《けんきゅうかい》）や『吃音《きつおん》ワークブック』（発行・解放《かいほう》出版社《しゅっぱんしゃ》）などの教材を活用し、「どもるのは自分だけじゃない」「吃音《きつおん》があっても何とかやっていけそう」という安心感を育てていきました。

　発言した時にどもりながらでは笑われるかもしれないと、授業中、手を挙げるのをためらう吃音《きつおん》の子が少なからずいます。圭太《けいた》君もそうでした。それが、吃音《きつおん》のことをいろいろ知っていくなかで、手を挙げて発言することが多くなりました。今は委員会の仕事も積極的に引き受け、クラスの中で頼《たよ》られる存在になっています。

「ことばの教室」には構音障害や吃音《きつおん》のほか、

難聴《なんちょう》や言葉の発達が遅《おく》れている子どもも通ってきます。構音障害の子と同様に発音の指導や、語彙《ごい》を増やすなどの指導を行います。

資格を得て自信をもって指導

私は大学を出て公務員になりましたが、子どもにかかわる仕事をしたいと思い、通信教育で教員免許《めんきょ》をとって、24歳《さい》で小学校教師になりました。そして担任を5年間経験し、内地留学制度で半年間、現在の栃木《とちぎ》県《けん》総合《そうごう》教《きょう》育《いく》センターで言語障害教育の研修を受けました。これは、子どものころ通った小学校に「ことばの教室」があったことや、大学時代にボランティアで障害のある子どもたちにかかわり、障害児教育に関心をもったことも影《えい》響《きょう》しています。

研修では、長年、言語障害教育にたずさわってきた先生方から指導を受け、1991年4月から黒磯《くろいそ》市《し》にある小学校の「ことばの教室」の担当になりました。そして数年後、言語聴覚士が国家資格になった時に、国家試験を受けて、言語聴覚士の資格を取得しました。

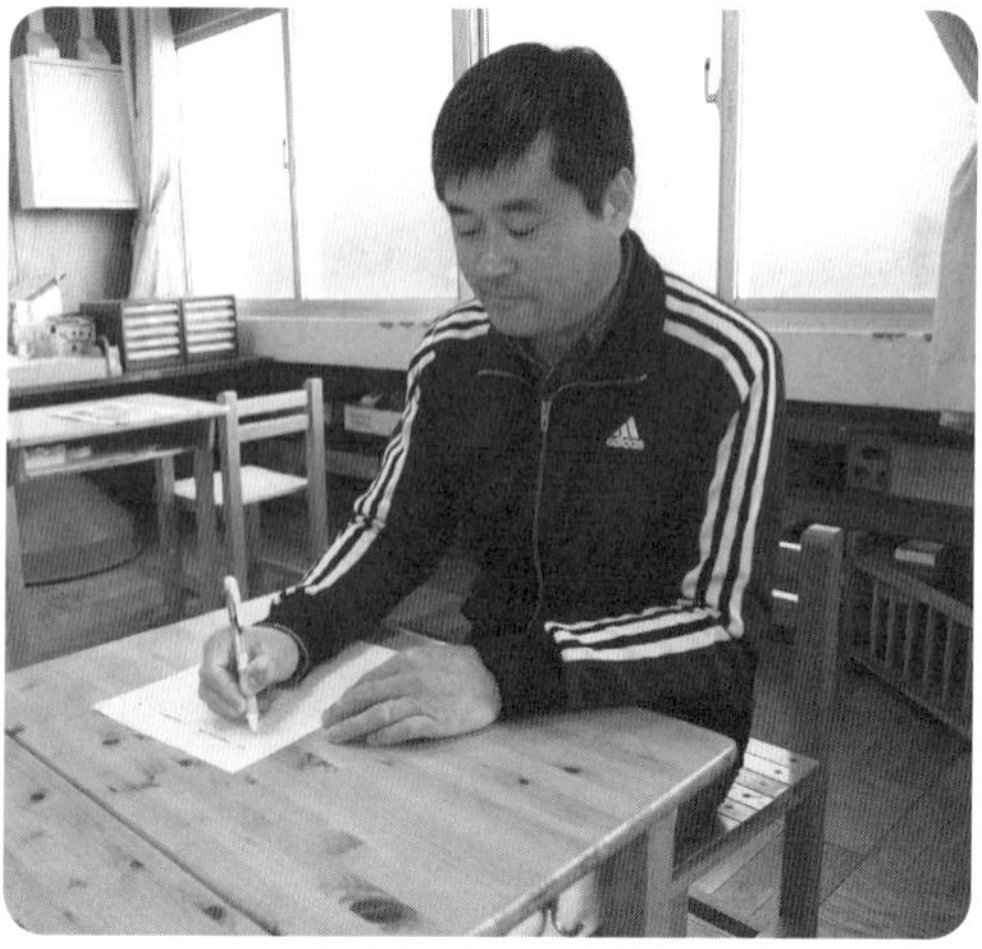

指導後は指導内容や子どものようすを記録し、保護者や担任と情報を共有

この言語聴覚士の資格を得たことで、それまで先輩《せんぱい》の先生方から教えられた指導技術に加えて医学的な裏付けができ、自信をもって指導できるようになりました。

現在、「ことばの教室」担当になるには、教員として採用されなければなりません。そのため、言語聴覚士が「ことばの教室」担当になるためには、教員免許《めんきょ》が必要となります。

言語聴覚障害について専門的知識をもつ言語聴覚士が教育現場にかかわることは、言葉の問題で悩《なや》む子や保護者に対するよりよい支《し》援《えん》につながるはずです。教育の分野でも今後もっと言語聴覚士の資格をもった人が活躍《かつやく》できるようになればと思います。

子ども一人ひとりの成長をサポート

「ことばの教室」は先生と子どもが一対一で向き合うので、より深いつきあいができます。私はその子のすべてをしっかり受け止め、その子自身の「気づき」や意識を尊重して、学習課題を立てるよう心がけています。

また、学校の中にある教室なので、子どもたちとの会話を通して、毎日学校でどんな生活を送っていて、どんな支援《しえん》が必要なのか、子どもといっしょに考えることができます。

言葉の問題はさまざまで、一人ひとりみんな違《ちが》っていますが、どの子もそれを解決して、のびのびと成長していけるようサポートすること、そして実際に成長していく姿を見られることは大きな喜びです。

言語障害教育の各種研修会にも積極的に参加しています。これからも、みずからの指導スキルを上げるための勉強を続けていきたいと思っています。

ミニドキュメント 3　耳鼻咽喉科で聴覚障害に取り組む言語聴覚士

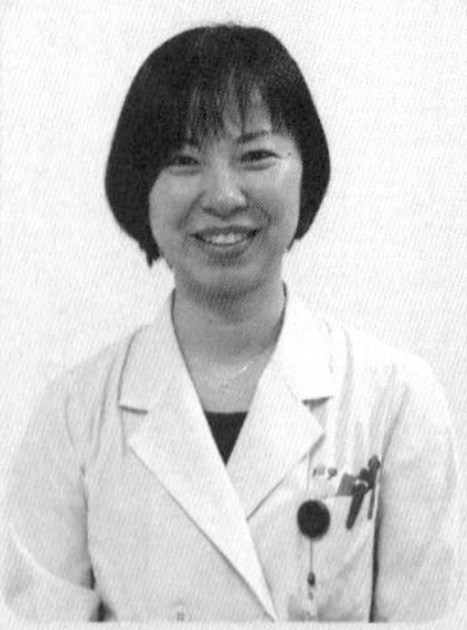

子どもの興味をつかみ、聞こえを援助する

北里《きたさと》大学《だいがく》病院《びょういん》耳鼻咽喉科《じびいんこうか》・頭頸部外科《とうけいぶげか》
井上《いのうえ》理絵《りえ》さん

聴力《ちょうりょく》検査や言語訓練を担当

私は神奈川県にある北里大学病院で、主に聴覚に障害がある人に言語聴覚療法《りょうほう》を行っています。補聴《ほちょう》外来を受診《じゅしん》する人の聴力《ちょうりょく》検査や補聴器《ほちょうき》の使い方の指導、難聴《なんちょう》の子どもの言語訓練などが仕事の中心です。

補聴器《ほちょうき》は、聴力《ちょうりょく》検査で得られたデータをもとに、適合する補聴器《ほちょうき》を2〜3種類用意し、つけた時の聞こえを測定しながら、本人に適する状態に補聴器《ほちょうき》を調整します。そして、それぞれ1〜2カ月ずつ試聴《しちょう》し、もっともよいものを選んでもらいます。補聴器《ほちょうき》が決まったら、いつも最良の聞こえを保てるよう、定期的に補聴器《ほちょうき》のチェックも行います。

小さな子どもの場合、聴力《ちょうりょく》検査は子ども

の興味を引く遊戯聴力《ゆうぎちょうりょく》検査という方法で行います。検査には音が聞こえたらビー玉を1つ移動させるゲーム性のある方法や、音が聞こえた時にボタンを押《お》すと画面に好きなキャラクターの映像が流れるピープショウテストなどがあります。

また、難聴《なんちょう》の子どもの言語訓練は、日常生活で使う言い回しを身につけたり、自分の経験を整理して、いつ、どこで、何をしたか、どんな気持ちだったか、などをうまく伝えられるようにします。補聴器《ほちょうき》をつけてもうまく聞こえない時、どのように聞き返したらよいか、また何かしてほしい時はどう言えばよいか、なども教えます。つまり、コミュニケーション力をつけるための訓練です。

最近、人工内耳（59ページ参照）の手術をする難聴児《なんちょうじ》も増えてきました。人工内耳の手術後はマッピングを行います。マッピングとは、人工内耳の電流量を調整し、もっとも聞きとりやすい状態にすることです。しかし、重度の知的障害があったり、周囲とのコミュニケーションが苦手な子どもは、手術をしても言葉が発達しにくいことがありますので、それを見極めて、保護者に医師への相談を勧めたり、生活するうえでのアドバイスをするのも言語聴覚士の役目です。

その子の得意なことで力を伸《の》ばす

私が担当している患者《かんじゃ》さんの一人、和也《ふみや》君（6歳《さい》、仮名）は生まれつき耳が聞こえにくい先天性難聴《なんちょう》です。2歳《さい》の時に補聴器《ほちょうき》をつけ、それから毎月2回、言語訓練に通ってきています。訓練は、日常生活でのできごとを聞いて質問に答えてもらう質問応答形式がメーンです。難聴《なんちょう》の子どもは、親しい人には自分から話しかけますが、慣れていない人にはなかなか話したがらないことも多いので、コミュニケーション力をつけるために「お友だちに自分から聞いてごらん」とうながすこともあります。

訓練の目標は、小学校に入学しても困らない言語力をつけること。絵本をいっしょに読んだり、和也君はゲームが好きなので、しりとりやカルタ遊びで言葉を学ぶこともします。しりとりでは言葉を文字で書いてもらって視覚的な情報を加えたり、カルタも自分で書いた絵札《えふだ》・読み札《ふだ》を使って、楽しく学べるよう心がけています。

大事なのは、それぞれの子どもの興味のあるものを把握《はあく》して教材に取り入れ、その子の得意なことで力を伸《の》ばしていくことです。で

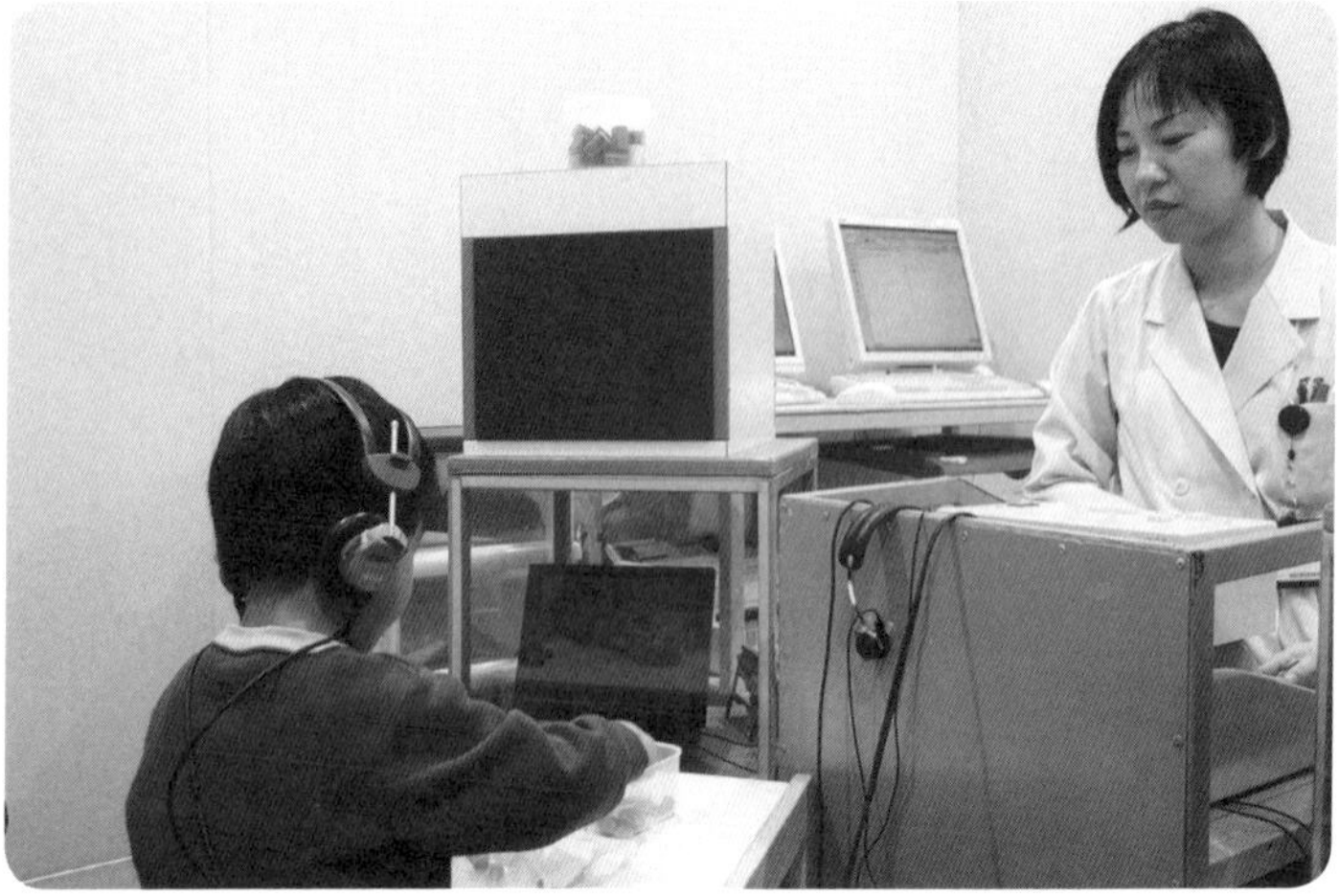

遊戯聴力検査。子どもが大好きなビー玉を使って行います

すから子どもに人気のあるアニメやキャラクターを知るためにテレビの子ども番組を見ることもありますし、自分で教材をつくったりもします。

赤ちゃんの時から継続《けいぞく》して訓練

現在、高校2年生の真由美《まゆみ》さん（仮名）も先天性の中等度難聴《なんちょう》です。赤ちゃんの時から補聴器《ほちょうき》をつけて、日常生活で使う言葉をはぐくむ訓練を始めました。まずは、親子でしっかりコミュニケーションをとれるようにすることが大事なので、絵本を読む時はどう読んだらいいか、ままごとの時はどういう話しかけをしたらいいかなどをお母さんに伝えました。小学校入学までは毎週言語訓練を行い、入学後は地域の「ことばの教室」に通って、訓練を続けました。

真由美さんは現在も3カ月に1回、北里大学病院へ聴力《ちょうりょく》検査と補聴器《ほちょうき》の点検を受けに来ています。私の問いかけによどみなく答え、語彙《ごい》も豊富で、コミュニケーションにはまったく問題がありません。春休みにはイギリスへ、2週間の語学留学に行く予定です。お母さんは、聴力《ちょうりょく》にハンデがある真由美さんをとても心配しているようですが、本人は海外へ行くことをとても楽しみにしていて、「日本の文化を伝えてきたい」と前向きです。

人工内耳の記事を読み進路決定

私は高校生の時、新聞に出ていた人工内耳の記事を読んで、耳の聞こえない人が手術によって聞こえるようになるということに驚《おどろ》き、「聴覚」に興味をもちました。その後、言語聴覚士が国家資格になると知り、北里大学に入学して言語聴覚療法学《りょうほうがく》を専攻《せんこう》しました。

卒業した年に第2回国家試験が行われ、その年に言語聴覚士の資格を取得しましたが、聴覚系をもっと勉強したくてすぐに就職はせず大学院に進学し、修士課程でさらに2年間学んでから、北里大学病院に就職しました。

言語聴覚士の仕事は、他職種の人とのつながりがとても大事です。難聴《なんちょう》の子が就学後に通う「ことばの教室」や、ろう学校の先生との連携《れんけい》、小児科や精神神経科の医師などとの勉強会も欠かせません。また、つぎつぎと新しい補聴器《ほちょうき》が出て、新しい評価法も出てくるので、学ぶべきことは多くあります。

北里大学では仕事をしながら学べるシステムがあり、私は2016年3月に博士課程を修了《しゅうりょう》しました。今後も海外の学会に出席するなどして研究を重ねていきたいと思います。

難聴児《なんちょうじ》の成長がやりがい

この仕事のいちばんの喜びは、難聴《なんちょう》の子どもたちがハンデに負けずに立派に成長していく姿が見られることです。家族以外に悩《なや》みを相談できるよりどころになれたらうれしいですね。「赤ちゃんの時からずっとあなたのことを知っているし、がんばってきたことも知っているよ」という人間が一人いるだけでも、彼《かれ》らの支えになれるのではないかと思います。

難聴《なんちょう》の子どもの援助《えんじょ》では、周囲の人に理解を求めていくことも必要です。ですから補《ほ》聴器《ちょうき》を持って難聴《なんちょう》の子が通う学校へ出かけて行き、「補聴器《ほちょうき》ってこんなふうにできているんだよ」「耳元で大声で叫《さけ》ばないでね」と、クラスメートに話をしたこともあります。子どもたちはちゃんとわかってくれます。

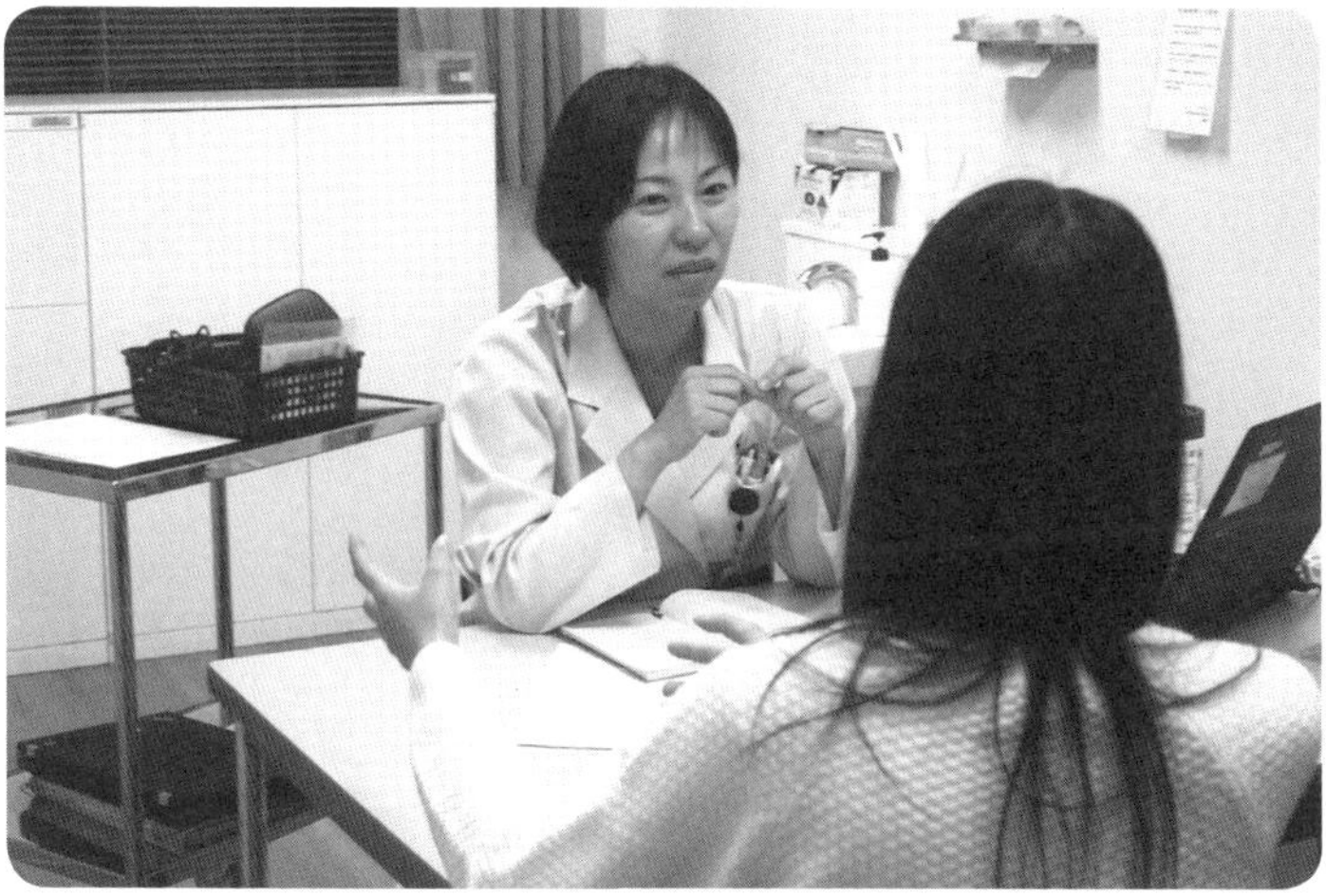

通院時にふだんの生活で困ることはないか、話を聞く。一人の子どもに長い期間寄り添うことも

また、患者《かんじゃ》さんと直接かかわる私たち言語聴覚士が、患者《かんじゃ》さんのニーズを補聴器《ほちょうき》や人工内耳のメーカーに伝えることも、とても大切だと思っています。たとえば、新しい補《ほ》聴器《ちょうき》や人工内耳はより小さく高機能になっていますが、高齢化《こうれいか》が進む日本では、高機能の機種はかえって使いにくいというお年寄りもいます。手先の筋力や認知機能の衰《おとろ》えによって補聴器《ほちょうき》や人工内耳の使用が困難になる人も多いので、そうしたことをメーカーに伝え、より使いやすい製品の開発に役立ててもらえたらと思います。

言語聴覚士は増えつつありますが、聴覚分野を担う人はまだ少ないのが現状です。高齢《こうれい》者《しゃ》が増えれば補聴器《ほちょうき》の調整やつけ方の指導をする言語聴覚士がもっと必要です。ぜひ、難《なん》聴《ちょう》に対応する言語聴覚士をめざしてください。

勤務時間は日中が中心 休日は職能をみがく

勤務時間と休日

言語聴覚士の職場での勤務時間は、医療《いりょう》、福祉《ふくし》など所属する分野や、また個々の施設《しせつ》によって異なりますが、一般的《いっぱんてき》に9時〜18時前後です。言語聴覚士がリハビリテーションを行う時間は日中に設定されており、医師や看護師のように夜勤をしたり、急患《きゅうかん》に対応することもほぼありませんので、医療《いりょう》専門職のなかでは、比較的《ひかくてき》規則的な勤務時間が守られる職種と言えます。

ただし、臨床《りんしょう》業務終了後《しゅうりょうご》にリハビリの記録や翌日の準備、ミーティングや勉強会への参加で、帰宅時間がやや遅《おそ》くなることもあります。

休日の規定は、職場によってさまざまです。毎週土日が休みとなる週休2日制の施設《しせつ》もあれば、同じ週休2日でも土日出勤で平日に休みの日が設けられていたり、日曜のみ定休で隔週《かくしゅう》土曜日出勤という施設《しせつ》もあります。また、365日患者《かんじゃ》に対応するリハビリテーション病院などでは、曜日にかかわらず交代で休日をとる不定休の体制になっている場合もあります。いずれの場合も、年間の休日数が定められており、毎月の休日のほかに夏季・冬季の休暇《きゅうか》が加わります。

また、休日が交代制の場合も、休みの日が直前まで決まらないということはほとんどなく、あらかじめ家族旅行などの計画を立てることもできるようです。

医療《いりょう》専門職としての休日の過ごし方

言語聴覚士の休日の過ごし方が、ほかの職業の人たちと大きく違《ちが》うわけではありませんが、一方で医療《いりょう》専門職ならではの特徴《とくちょう》もあります。

それは、休日にも勉強や研究を行う人が多いということです。自宅でじっくり言語聴覚療法《りょうほう》に関する勉強をしたり、研究論文の執筆《しっぴつ》を行う人もいます。また、学会や講習会に参加して、最新の研究成果について学んだりもしています。言語聴覚士の職能団体である一般社団法人日本言語聴覚士協会《いっぱんしゃだんほうじんにほんげんごちょうかくしきょうかい》でも、正会員である言語聴覚士の卒後教育として、実務者講習会や生涯《しょうがい》学習プログラム、認定言語聴覚士制度などが設けられており、多数の言語聴覚士が、みずからのキャリアアップのために進んで受講しています。

また、休日にオリジナルの絵カードなど仕事で使う教材づくりをする、担当する患者《かんじゃ》の趣味《しゅみ》や職業に関連する本やニュースに目を通して、患者《かんじゃ》とのコミュニケーションに役立てようとする、といった人もいます。

そのような休日の過ごし方はつらいのではないか、と思う読者もいるかもしれません。しかし、現役の言語聴覚士は自主的に、いきいきと勉強や情報収集を行っています。これは、仕事への責任感と同時に、やりがいを感じているからです。自分の訓練によって、たとえわずかでも、患者《かんじゃ》に回復の兆《きざ》しが見られた時、障害のある本人はもちろんですが、言語聴覚士も、たいへん大きな喜びを感じることができます。だからこそ、休日に勉強や研究をすることは苦にならないし、むしろもっとよいアプローチを身につけたいという気持ちになるということです。

心も体も健康であることが大切

とは言え、もちろんすべての休日を勉強に費やしているわけではありません。趣味《しゅみ》に没《ぼっ》頭《とう》したり、スポーツで汗《あせ》を流したり、また、友人や家族と旅行をするなど、仕事を離《はな》れて思う存分、休日を楽しみ、心身ともにリフレッシュする時間をもつことも大切にしています。自分自身の心と体が健康でなければ、仕事に対する高いモチベーションを保つことはできません。言語聴覚士は障害のある人の小さな変化に気づく観察力や、相手を思いやる気持ちを常にもって、仕事にのぞむことが必要です。ですから、休日にゆっくりと休み、勤務日には集中力を高めるという、オンとオフの切り替《か》えをきちんと行うことも大切なのです。

男性の活躍《かつやく》にも期待

現在、言語聴覚士の人数は男性よりも女性が多く、全体の7割以上が女性です。基本的に夜勤がなく、また、きめ細かな観察力とていねいな対応が求められる言語聴覚士の仕事は女性に向いていると言えるかもしれません。また、言語聴覚士は国家資格であることから、結婚《けっこん》や出

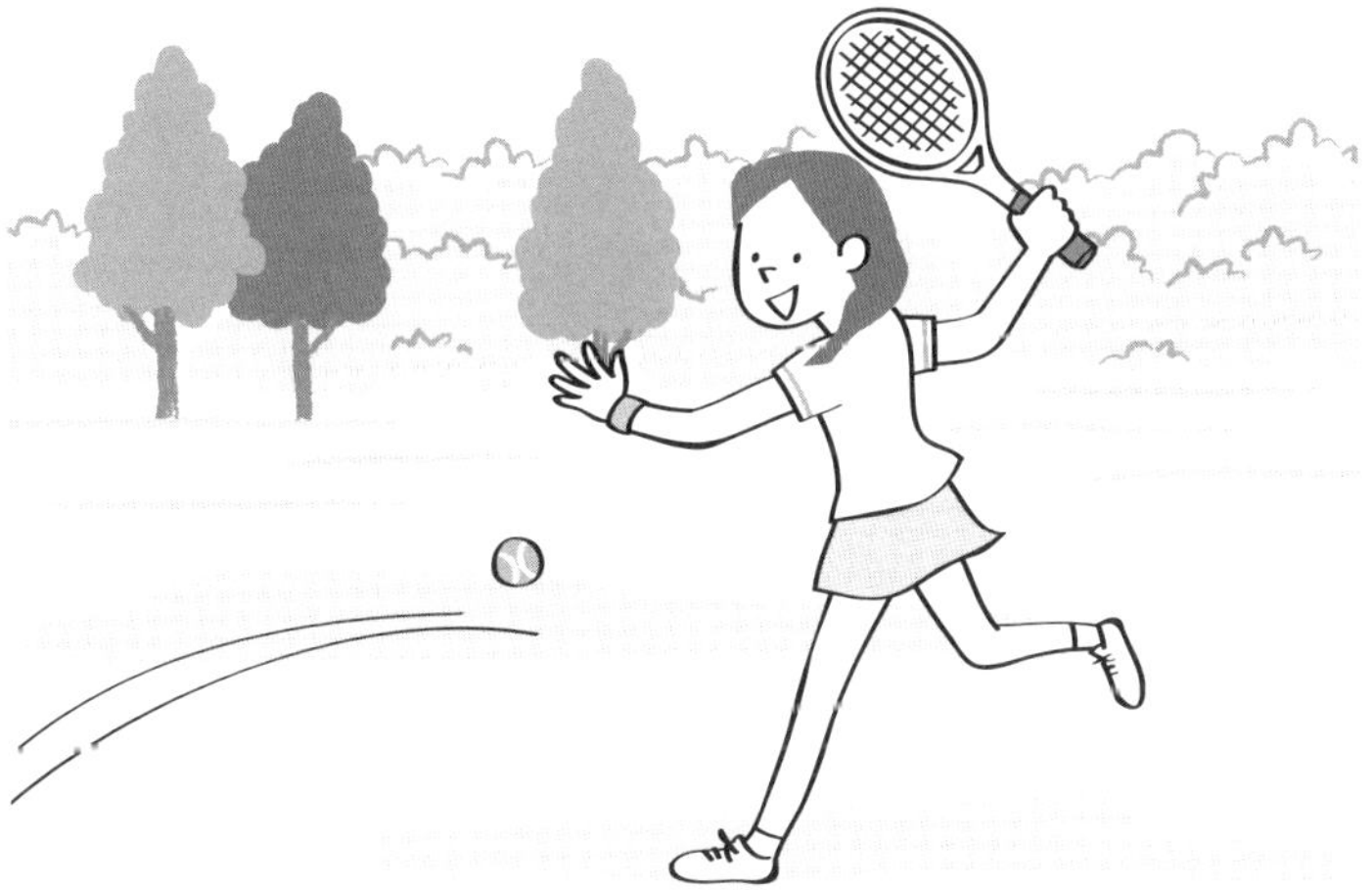

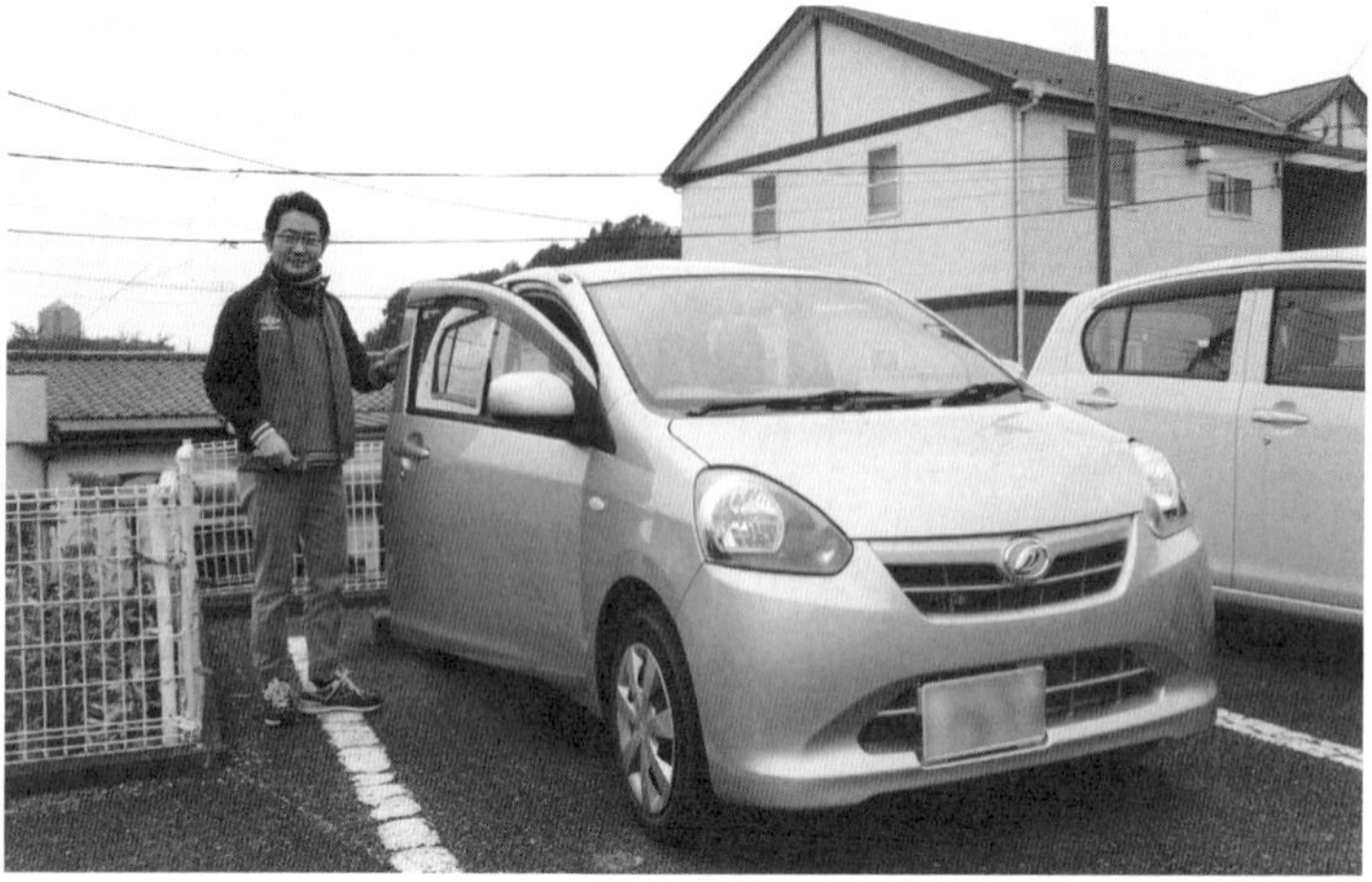

地域の訪問リハビリテーションで働く言語聴覚士。使う車は、細い道にも対応できるサイズ　編集部撮影

産を機に退職した場合も再就職しやすい点があります。子育て中は時短勤務を選択《せんたく》できたり、託児所《たくじしょ》を併設《へいせつ》したりといった配慮《はいりょ》をしている職場も少なからずありますので、こうした点も、女性の割合の多さに影響《えいきょう》していると考えられます。

しかし、近年は、男性言語聴覚士の数も増加しています。高齢者《こうれいしゃ》の生活支援《しえん》体制の主体が国から地域へと移行しつつあることにともない、言語聴覚士の活躍《かつやく》の場も広がってきています。従来のような個室での一対一の言語訓練はもちろん、地域ごとに、介護《かいご》予防まで視野に入れた多様な活動が求められるようになってきており、体力、包容力のある男性言語聴覚士の活躍《かつやく》が今後さらに期待されます。

給与《きゅうよ》

言語聴覚士の1カ月の給与《きゅうよ》は、求人票を見たところでは、大卒・専門学校卒を含《ふく》めて平均的に、初任給で月支給額20〜22万円前後と言えます。支給額は、基本給に職能手当など諸手当が加算された金額で、この毎月の給与《きゅうよ》に年2回の賞与《しょうよ》を含《ふく》めると、初年度の年収は約300万円になります。もちろん、所属する施設《しせつ》や雇用《こよう》形態、地域による差もあるでしょうが、一般的《いっぱんてき》な大卒者の初任給平均が20万3400円（厚生労働省「平成28年賃金構造基本統計調査結果（初任給）の概況《がいきょう》」学歴別にみた初任給）と比較《ひかく》して、ほぼ同程度という印象です。

ただ、支給額は税金・保険料などが引かれる前の金額（額面）ですので、手取りの金額はこれより少し下がることになります。初任給の金額をベースに、勤続年数や実績、管理職への昇格《しょうきゅう》などによって昇給《しょうきゅう》されていくのが一般的《いっぱんてき》です。

言語聴覚士のこれから

病院から地域へ！医療・介護分野で期待される活躍

地域主体の医療《いりょう》・介護《かいご》システム

言語聴覚士は、病院など施設《しせつ》内の言語聴覚療法室《りょうほうしつ》で障害者の支援《しえん》をすることが多く、障害がない人びとと接する機会があまりありません。ですので、言語聴覚療法《りょうほう》についての一般的《いっぱんてき》な理解がまだ進んでいない面もあるように思われます。

しかし現在、日本では医療《いりょう》や介護《かいご》の主体が施設《しせつ》から地域へとシフトしつつあり、言語聴覚士の活動にも変化が起こりはじめています。

その背景には、日本の少子高齢化《こうれいか》問題があります。日本は現在、65歳《さい》以上の人口が３０００万人を超《こ》えており、国民の４人に１人が65歳《さい》以上という「超高齢《ちょうこうれい》社会」です。また、日本人は平均寿命《じゅみょう》の長さも世界有数で、現在男女とも80歳《さい》以上ですが、「平成28年版高齢《こうれい》社会白書」（内閣府）によると、２０６０年には女性の平均寿命《じゅみょう》は90歳《さい》を超《こ》えると見込《みこ》まれています。少子化で日本の総人口が減少傾向《けいこう》にあるなか、社会の高齢化率《こうれいかりつ》は今後も間違《まちが》いなく上昇《じょうしょう》し続けるでしょう。

長寿《ちょうじゅ》は、とても喜ばしいことです。しかし一方で、高齢者《こうれいしゃ》に多い肺炎《はいえん》や心疾患《しんしっかん》、脳卒中などの疾病《しっぺい》や、機能の低下による摂食嚥下《せっしょくえんげ》障害、認知症《にんちしょう》の問題も深刻になっています。認知症患者《にんちしょうかんじゃ》は２０２５年に７００万人を超《こ》えるという推計も発表されました。

せっかく長生きができても、心身の健康が損なわれれば、つらい人生となります。また医療《いりょう》・介護《かいご》にかかる国の出費も膨大《ぼうだい》になり、一人ひとりに十分なケアができなくなる可能性さえあります。

そこで厚生労働省では２０２５年をめどに、市区町村が核《かく》となって、住民である高齢者《こうれいしゃ》を支援《しえん》する「地域包括《ほうかつ》ケアシステム」の構築をめざしています。目標に掲《かか》げるのは、高齢《こうれい》者《しゃ》がたとえ重度の要介護《ようかいご》状態となっても、住み慣れた地域で自分らしい暮《く》らしを人生の最後まで続けられるようにすることです。同時に介護《かいご》予防にも力を入れ、高齢者《こうれいしゃ》の就労や起業、趣味《しゅみ》の活動やボランティア活動など積極的な社会参加を支援《しえん》します。このため医療《いりょう》施設《しせつ》や介護《かいご》・保健施設《しせつ》はもちろん、民間企業《きぎょう》やＮＰＯ（民間の非営利団体）、さらには住民自治会やボランティアなど多様な団体や住民グループが主体となって、地域包括支援《ほうかつしえん》セ

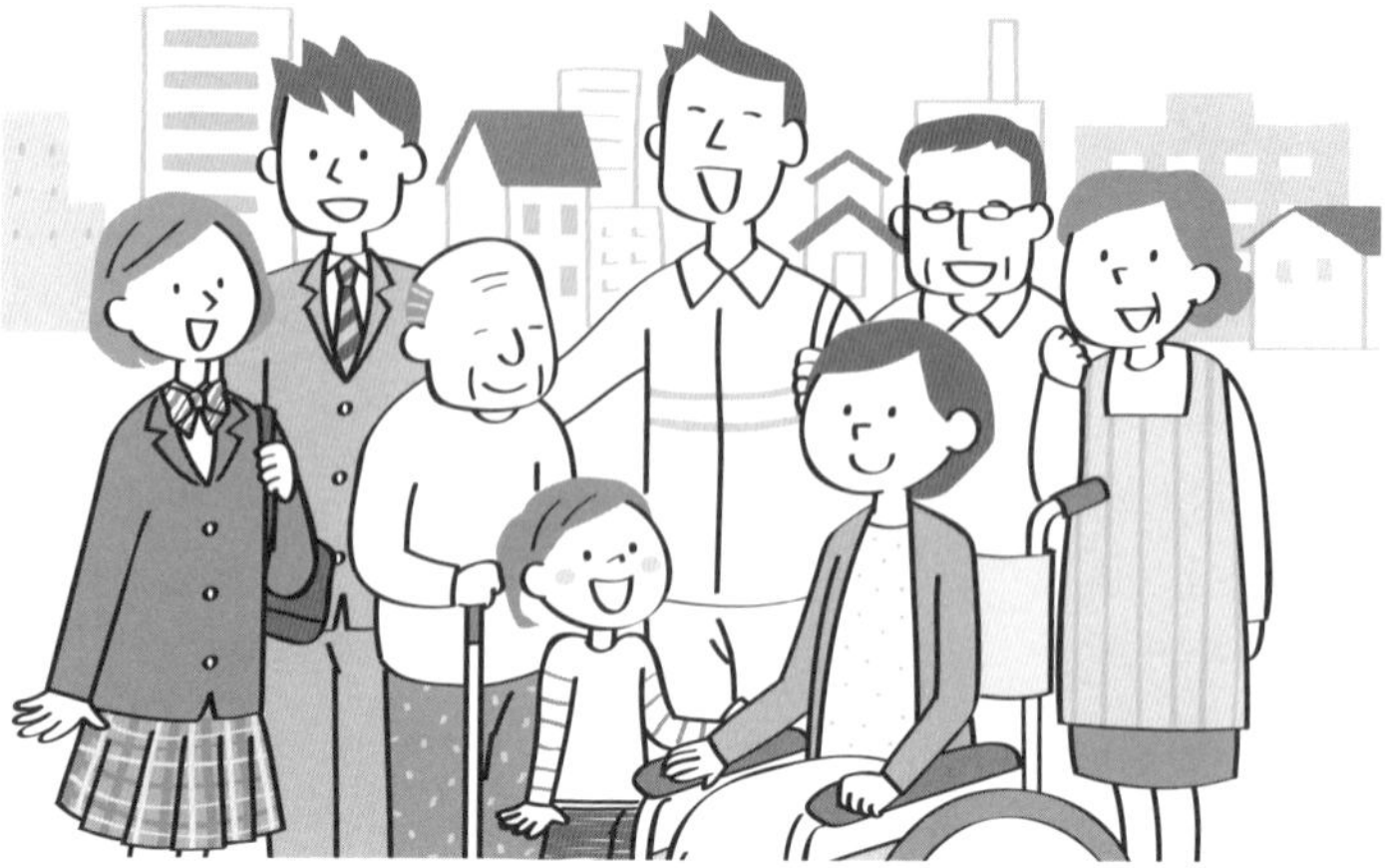

ンターを総合的な窓口に、地域の特性に応じたさまざまなサービス体制を一体的につくりあげていきます。

言語聴覚士がより身近な存在に

地域包括《ほうかつ》ケアシステムの実現に向け、「介護《かいご》予防・日常生活支援《しえん》総合事業」という地域主体の取り組みが、すでに多くの市区町村で始まっています。これは「新しい総合事業」とも呼ばれ、高齢者《こうれいしゃ》の介護《かいご》予防と社会参加に重点を置いたさまざまな事業が展開されます。そのひとつに、「地域リハビリテーション活動支援《しえん》事業」が設けられており、リハビリテーション専門職である言語聴覚士、理学療法士《りょうほうし》、作業療法士《りょうほうし》の積極的なかかわりが望まれています。

リハビリテーション専門職は地域包括《ほうかつ》支援《しえん》セ

ンターと連携《れんけい》しながら、通所・訪問サービスはもちろん、高齢者《こうれいしゃ》ケアにかかわる多職種（医療《いりょう》・介護《かいご》の専門職、自治体職員など）で行われる地域ケア会議・サービス担当者会議に定期的にかかわっていきます。また、高齢者《こうれいしゃ》自身が日常的に介護《かいご》予防に取り組めるよう、地域住民が運営する介護《かいご》予防教室などの通いの場に、魅力的《みりょくてき》で参加しやすいプログラムを提案したり、参加者への指導を行うといった活動もしていきます。

地域主体の医療《いりょう》・介護《かいご》サービス体制は今後ますます充実《じゅうじつ》していく方向にあり、言語聴覚士がその専門性を活かしながら、それぞれの地域ならではの活動にさまざまなかたちで参加することが求められます。高齢者《こうれいしゃ》はもちろんのこと、地域社会に住むあらゆる年代の人びととふれ合う機会も増えていくでしょう。食事や言語、コミュニケーションは、人のよりよい社会生活にとって大切なもの。その機能にかかわるスペシャリストである言語聴覚士が、地域の人びとにとってより身近な存在となり、親しまれていくことにつながります。

１２２ページ以下では、現役の言語聴覚士による介護《かいご》予防教室での活動と、被災地支援《ひさいちしえん》の活動の例を紹介《しょうかい》します。どちらも、言語聴覚士の未来の可能性の広がりを、私たちに具体的に考えさせてくれる取り組みです。これから言語聴覚士をめざす読者のみなさんにとっても、おおいに参考になるでしょう。

Column

地域とともに生きる① 介護予防事業への参画 社会医療法人秀公会あづま脳神経外科病院 志和智美さん

福島県《ふくしまけん》福島市《ふくしまし》では、2016年3月1日から『新しい総合事業』を開始しました。その活動の一環《いっかん》として、市内各地域で65歳《さい》以上の人を対象に「お口と栄養の介護《かいご》予防教室」を定期的に開催《かいさい》しています。この教室で講師を務めるのが、言語聴覚士の志和智美《しわともみ》さん（社会医療法人秀公会《しゃかいいりょうほうじんしゅうこうかい》あづま脳神経外科病院《のうしんけいげかびょういん》リハビリテーション部副部長）です。

「きっかけは、地元のさまざまな医療職《いりょうしょく》が集まる委員会でした。その席で、言語聴覚士が言語・聴覚だけでなく摂食嚥下《せっしょくえんげ》の専門職でもあることを知った市の職員の方から、講師の依頼《いらい》を受けたんです」

教室では志和さんのほか歯科衛生士、栄養士も講師を務めており、それぞれの専門知識を活かしながら、集まった高齢者《こうれいしゃ》に食事の大切さを伝えています。地域によっては参加者の平均年齢《ねんれい》が80歳《さい》を超《こ》える教室もあり、志和さんは元気な体と飲みこみの関係や、誤嚥性肺炎《ごえんせいはいえん》、健康寿命《じゅみょう》などについてできるだけわかりやすく話すことを心がけているそうです。

また教室では講演のほか、健康維持《いじ》のための体操などのアクティビティも行われます。

「摂食嚥下《せっしょくえんげ》機能の維持《いじ》には、お口だけでなく呼吸にかかわる筋肉や体幹部の筋肉の力もバランスよく保つことが大事です。ですから、みなさんには教室に来た時だけでなく、自宅でも継続《けいぞく》して体操をしてもらいたい。そのために、毎日続けようという〝やる気に火をつける〟工夫をしています」

志和さんが考案したのは、おもちゃのお札《さつ》をストローで吸って、吸い上げたお札《さつ》の合計金額を競う、ゲーム感覚の楽しいアクティビティです。

「チーム戦の形式にしました。仲間と戦略を練り、獲得《かくとく》金額を計算することは認知機能の向上につながりますし、同じ地域に住む人同士、協力することで親しくなれる。何より競争のワクワク感で、体操への積極的な取り組みをうながす効果があります」

競争になると、人はもっと力をつけて勝ちたいと思うものです。毎日あたりまえのように食事ができ、介護《かいご》はまだ先の話だと考えている参加者も、自分がストローで吸う力の現状を知ることで、身体機能の維持《いじ》・向上の大切さに気付くことができます。

「この『気づき』が大事なんです。病院でのリハビリは限られた期間で最善のサービスを行う、いわば専門職主導の支援《しえん》ですが、介護《かいご》予防事業は地域の人が主体となって、日常生活の中でみずから行う取り組みです。私たち専門職は、その取り組みに手を添《そ》えていくというスタンスです」

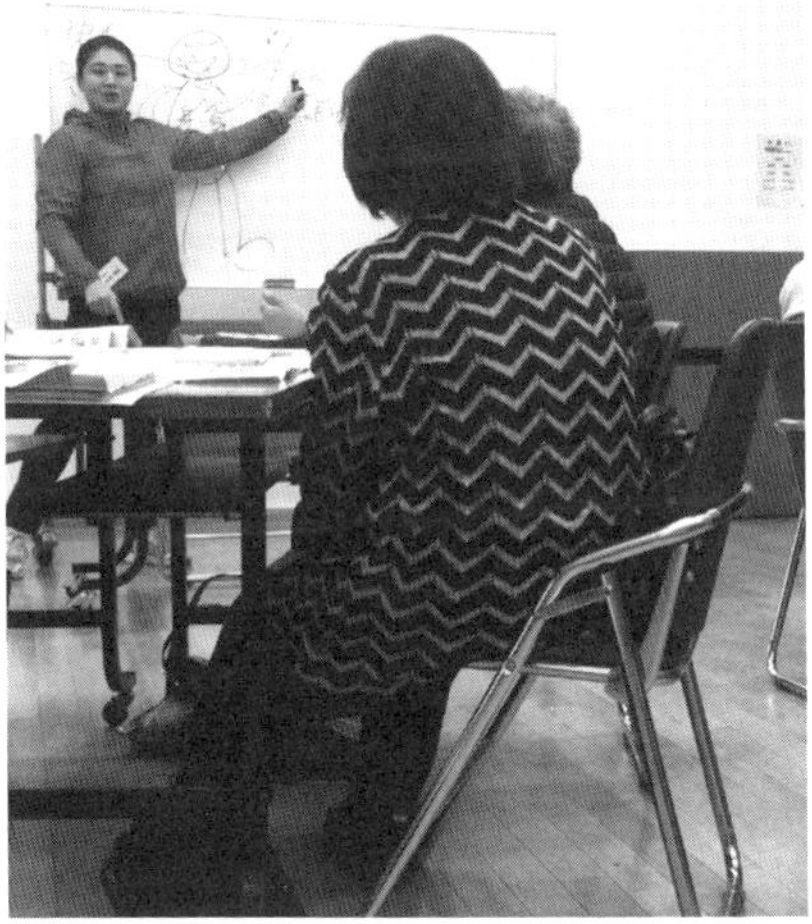

病院に勤務する言語聴覚士も現在、退院後の地域での生活まで見据《みす》えた支援《しえん》を行っています。今後はさらに入院前の人まで含《ふく》めた支援《しえん》、つまり入院の必要のない健康な身体づくりへの支援《しえん》も、言語聴覚士の活動の一環として注目されそうです。

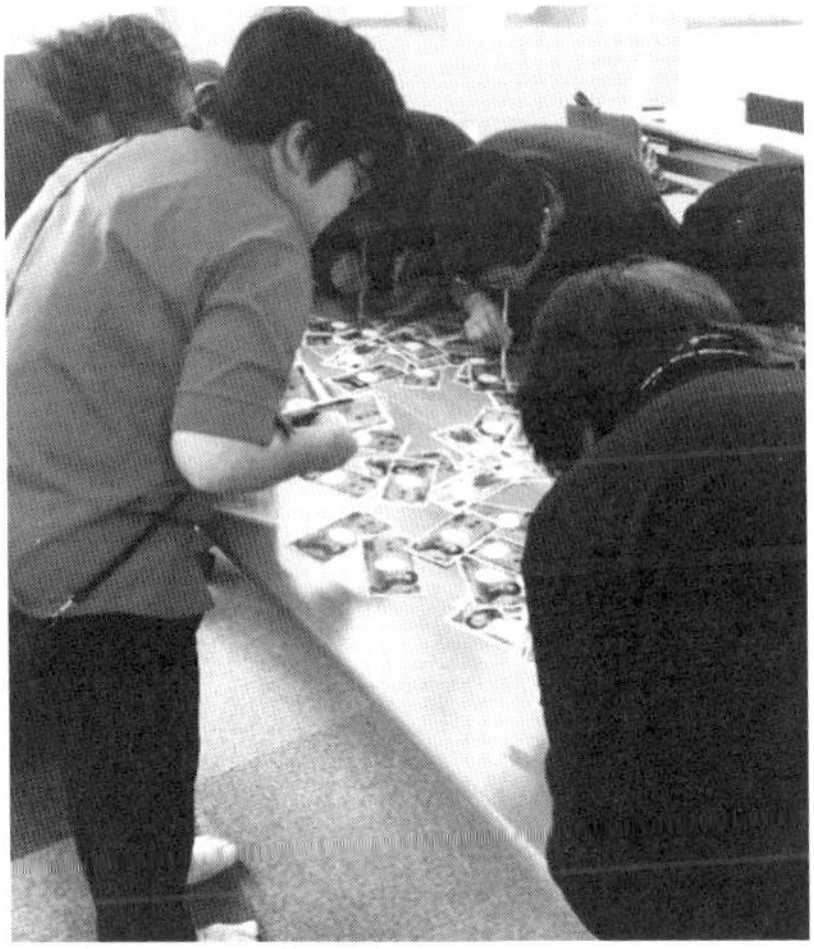

Column

地域とともに生きる②
自然災害の被災地支援　医療法人堀尾会熊本託麻台リハビリテーション病院　山本恵仙さん

２０１６年４月。熊本県《くまもとけん》を中心に、九州《きゅうしゅう》を最大震度《しんど》７の大地震《だいじしん》が襲《おそ》いました。山本恵仙《やまもとえせん》さん（医療《いりょう》法人《ほうじん》堀尾《ほりお》会熊本託麻台《かいくまもとたくまだい》リハビリテーション病院《びょういん》リハビリテーション部科長、熊本県言語聴覚士会会長）は、地震《じしん》発生直後から被災地《ひさいち》の支援《しえん》活動にたずさわってきた、熊本県の言語聴覚士です。山本さんが被災地《ひさいち》で行った支援《しえん》、またその経験をふまえて思うことについてうかがいました。

地震《じしん》直後、山本さんの勤務する病院では、併設《へいせつ》されている二つの介護《かいご》老人保健施設《しせつ》の入居者約１５０名が院内に避難《ひなん》、加えて一般《いっぱん》の被災者《ひさいしゃ》約１００名も受け入れたため、「地震《じしん》から２週間ほどはリハ室も使えないすさまじい状態」だったと言います。

余震《よしん》も続くなか、それでも入院患者《かんじゃ》へのケアの質を落とさないようスタッフとリハビリにはげむ山本さんのもとに、山本さん自身もメンバーであるＪＲＡＴ*から活動参加要請《ようせい》が届きました。県内の事情にくわしい地元スタッフとして、地震《じしん》直後から熊本入りしていた県外チームとともに支援《しえん》活動を開始するようにとの要請《ようせい》です。多忙《たぼう》を極める病院側も、地元支援《しえん》のためならと、山本さんの派遣《はけん》を決めました。

「東日本大震災《だいしんさい》の後、被災者《ひさいしゃ》の介護《かいご》認定率がいっきにあがってしまったんです。それを教訓に、生活不活発病（動かないことで心身機能が衰《おとろ》える）や引きこもり予防のための集団体操をしたり、状態の悪い人への個別対応と、私たちリハビリ関連職が医師と協力してできることはたくさんあります。嚥下食《えんげしょく》を必要な人に配って食べ方を指導したり、コミュニケーション障害で周囲との意思疎通《そつう》が難しい人を手助けすることも言語聴覚士の重要な仕事でした」

地震《じしん》直後は朝６時半から夜10時過ぎまで、休日なしの激務《げきむ》。地震後《じしんご》の混乱期が過ぎても、杖《つえ》の調整やスロープの設置など福祉《ふくし》用具や環境《かんきょう》の整備のほか、他地域に避難《ひなん》した住民と行政の連絡係《れんらくがかり》など専門領域外の仕事も引き受けたそうです。

現在、ＪＲＡＴとしての仕事はすでに終了《しゅうりょう》してい

＊**JRAT（大規模災害リハビリテーション支援関連団体協議会）**　東日本大震災を教訓に結成された、リハビリテーションや介護関連の13団体で構成する災害支援のための全国組織。

ますが、病院勤務のかたわら熊本県復興リハビリテーションセンターのコーディネーターとして、行政の要請《ようせい》に応じて仮設住宅へのスタッフ派遣《はけん》などの活動を続けているという山本さん。当時をふり返って、「訓練を受けていても、実際の災害では戸惑《とまど》うことも多くあります。今後この経験を活かした災害時の評価法のマニュアルづくりが必要でしょう。また、もっとも大切なのは人材育成だと実感しています。災害現場でコミュニケーション障害の人を見つけ、一人ひとりの機能状態を見極めるのは至難の業です。今後、病院勤務だけでなく、介護《かいご》老人保健施設《しせつ》や訪問リハビリテーションなど、ふだんから地域の高齢《こうれい》者《しゃ》や障害者とのつながりが深い領域で働く言語聴覚士がもっと増えることを願っています」と語ってくれました。

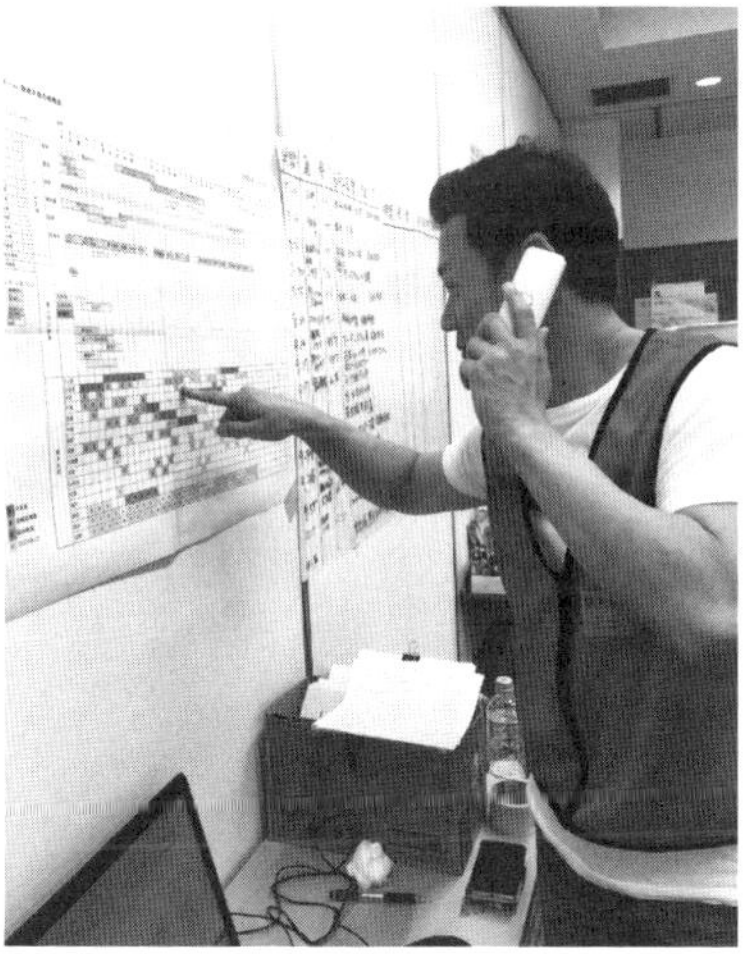

3章

なるにはコース

適性と心構え

言語聴覚士に求められる姿勢とは

言語聴覚士《ちょうかく》に向いているのはどんな人?

読者のみなさんは、言語聴覚士になることができるのは、どんな人だと思いますか。病気や障害のことについてきちんと勉強できるまじめな人、障害者に優しく接することができる人……。どちらも、正解です。言語聴覚療法《りょうほう》の正しい知識や技術を身につけていない人は言語聴覚士の資格を得ることはできませんし、障害がある人の立場になれば、冷たい態度をとる人といっしょにリハビリテーションをがんばろうとは思えないでしょう。

では、きちんと学ぶ、優しく接する、とは具体的にどういうことでしょうか。ここでは、言語聴覚士が心がけることについて、紹介《しょうかい》します。

相手を人として敬う

言語聴覚士がサポートするのは、言葉によるコミュニケーションがうまくできない人たちです。話せないだけではなく、こちらが話しかけたことを理解できなかったり、ちぐはぐな答えが返ってくる場合も少なくありません。しかし、相手がどんな状態であっても、常に相手の人格を尊重し、その人生に敬意をはらって接する気持ちをもつこと、これは言語聴覚士に限らず、医療《いりょう》従事者の基本姿勢です。

寝《ね》たきりに近い状態の人もいるでしょう。認知症《にんちしょう》を患《わずら》って、思いもよらないことを言う人もいるかもしれません。しかし、その人たちはみな、長い人生を家族のため、社会のため、まじめに懸命《けんめい》に生きてきた、人生の大先輩《だいせんぱい》です。相手は「患者《かんじゃ》」である前に家族や友人にとってかけがえのない、一人の「人」であることを常に心にとめておくことが必要です。

相手を理解し、高いコミュニケーション能力をもつ

障害がある人にとって、リハビリテーションとは、つらいことが多いものです。自分がうまくできないことに挑戦《ちょうせん》しなければならないのです。特に、病気や事故でいきなり言葉を奪《うば》われた人は、今まで難なくできていたことができなくなった自分に絶望感を覚え、リ

ハビリテーションに消極的になることもあるでしょう。

そんな時に、言語聴覚士が困った顔を見せたり、強引に訓練を進めようとすれば、訓練を受ける側は自分を迷惑《めいわく》な存在だと思って悲観したり、投げやりな気持ちになってしまいます。

言語聴覚士は、何がつらいのかを相手の立場になってともに考え、気持ちに寄り添《そ》って信頼《しんらい》関係を築いていく、ときには心理専門職のような接し方が必要になります。

そのため、言語聴覚士は障害の内容や程度はもちろん、その人の性格や興味、家庭・社会環境《かんきょう》などについて情報収集し、相手を理解するよう努めます。たとえ相手の伝える手段が限られていても、残された能力を使って伝えようとしている意思を理解したり、相手が心を開いてくれるような語りかけをしたりと、言語聴覚士の側が、高いコミュニケーション能力をもって、接していくことが必要です。

医療者《いりょうしゃ》、研究者として探究心をもつ

言語聴覚士は、小さな子どもからお年寄りまで、あらゆる年代の人をサポートします。

また年齢《ねんれい》だけでなく性別も、障害の状態も、一人ひとりみんな異なります。

言語聴覚士は相手に合わせて臨機応変に、相手が前向きにリハビリテーションに取り組めるような雰囲気《ふんいき》をつくっていきます。たとえば、発声訓練も、ただ、のどの筋肉を動かすのではなく、子どもならゲームのような遊びの要素を取り入れるなどの工夫をして、つい声を出してみたくなるような方法を用います。

大切なのは、楽しいだけでなく、機能回復に効果のあることが科学的に実証できる方法を用いることです。そのためには最新の知見を学び、また日々の業務の中で経験を積みながら、さらに効果的なアプローチを考案し、その方法の根《こん》拠《きょ》や信頼性《しんらいせい》をあきらかにしていこうとする探究心をもつなど、研究者としての姿勢が求められます。

熱い気持ちと、冷静な観察力をもつ

リハビリテーションは、始めてすぐに大きな

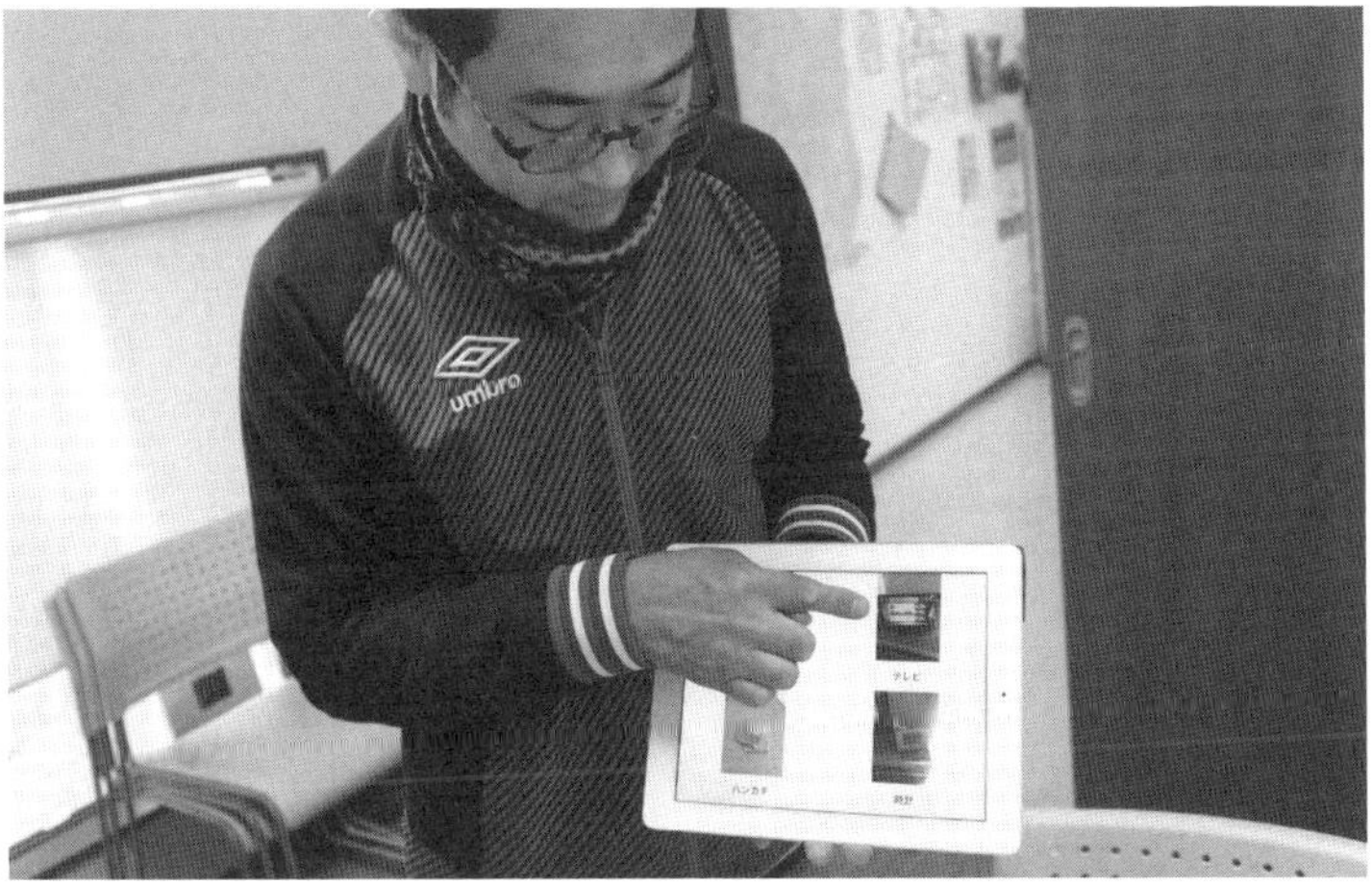

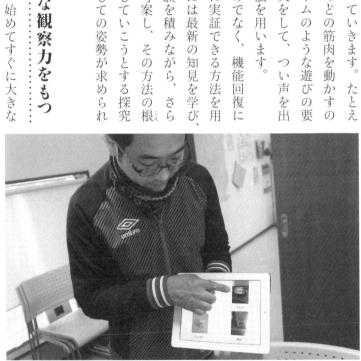

誰にでもわかりやすいよう、タブレットを活用することも　編集部撮影

効果が見られるものではありません。なかなか結果が出ないと、本人はいらいらしたり、落胆《らくたん》することもあるでしょう。そんな時も言語聴覚士は、相手に対する包容力と粘《ねば》り強さをもって接していかなければなりません。相手の役に立ちたいという熱意が、それを支えます。

また、言語聴覚士には熱い思いと同時に、冷静な観察力も必要です。発音や口の動き、動作などのほんのわずかな変化が、新たな治療《ちりょう》やリハビリテーションの方向を決定づけることもあります。また、ほんの小さな進歩でも、本人や家族には大きなはげみになるものです。自分の感情や状態を言葉でうまく伝えることができない人にとっては、言語聴覚士が自分の小さな変化に気づいてくれるのはうれしいもの。信頼《しんらい》が深まり、より前向きに訓練に取り組む気持ちになれます。

そして、その小さな進歩は言語聴覚士自身にとっても大きな喜びであり、また熱い気持ちで取り組む意欲をかきたてる、仕事の醍醐味《だいごみ》です。

協調性をもつ

2章でも述べましたが、言語聴覚士は医師、看護師、理学療法士《りょうほうし》や医療《いりょう》ソーシャルワーカーなど、関連分野のスタッフとチームを組んで連携《れんけい》しながら、業務を行っていきます。

ですから、職場内で他職種の人たちときちんとコミュニケーションができる協調性が必要です。

チームアプローチでよりよい結果を導くためには、みずからが行ったリハビリテーション記録をほかのスタッフにもわかりやすく、かつ正確に記載《きさい》すること、また自分の専門領域だけではなく、ほかのスタッフが担当する領域にも気を配り、幅広《はばひろ》い分野について高い関心と知識をもつことも大切になります。

さて、みなさんはどんな感想をもったでしょうか。自分にはとてもできそうもない、と思ったでしょうか。

しかし、心配することはありません。人は、日々成長するものだからです。現在、中学生・高校生のみなさんが、数ある仕事のなかで言語聴覚士に興味をもち、この本を手に取って読んでいることが、「適性」の第一歩と言えるのではないでしょうか。人はもともと、世の中の仕事の6割に適応できる能力を備えている、とも言われます。あなたが、将来、障害に苦しむ人の役に立つ仕事をしてみたいと思っているなら、その気持ちをもち続けて努力していけば、きっと、言語聴覚士としての未来は開けるでしょう。

言語聴覚士になるために学ぶことは？

養成校の種類

言語聴覚士の資格を取得するためには、国家試験を受験し、試験に合格しなければなりません。そのためには、まず言語聴覚士の指定養成所（以下「養成校」と表記します）に入学して学び、卒業時に国家試験を受験するのが、もっとも代表的な資格取得のコースとなります。

高校を卒業した人が入学できる養成校には4年制の大学と3年制もしくは4年制の専門学校があります。また一般《いっぱん》の大学を卒業した人を入学対象者とする養成校もあります。こちらは主に2年制の専門学校です。

言語聴覚士の仕事が、リハビリテーション医療《いりょう》の重要な担い手として周知されてくるのにともなって養成校の数も年々増加傾向《けいこう》にあり、2020年度末には北海道《ほっかいどう》から沖縄《おきなわ》まで全国の養成校で全80課程が設けられています。

養成校の名称や所在地、連絡先《れんらくさき》などの最新情報は、一般社団法人日本言語聴覚士協会《いっぱんしゃだんほうじんにほんげんごちょうかくしきょうかい》のホームページで閲覧《えつらん》することができます。

入学試験

入学試験の方式は、養成校ごとに異なりますが、高校を卒業して進学する場合、AO入試、公募推薦《こうぼすいせん》入試、指定校推薦《すいせん》入試、一般《いっぱん》入試など、ひとつの養成校で複数回の受験チャンスが与《あた》えられる場合が多いようです。

また、一般《いっぱん》の大学・医療系《いりょうけい》短大などに在学中の人や、いったん社会人になってから、あらためて入学を希望する人のために、編入学試験や社会人入試制度を設けている養成校もあります。

AO入試は出願者の人物像が重視される試験です。面接、書類審査《しんさ》が主になりますが、適性を見るため学力試験や小論文・レポートなどの課題が課せられる場合もあります。面接時に志望動機や自分自身のことをきちんと話せるように、また小論文やレポートがある場合は、きちんと自分の意見を文章にまとめられるように準備しましょう。

高校生活で、しっかりと学力をつけておくことも大切です。推薦《すいせん》入試では面接だけでなく、高校在学中の成績の評定平均基準が設けられていたり（３・５以上や３・７以上など、各校で規定があります）、あるいは評定は考慮《こうりょ》せず、かわりに基礎《きそ》学力試験を行う養成校もあります。一般《いっぱん》入試では学力試験に加えて、面接を課すところも増えています。大学の場合、一般《いっぱん》入試のほかに大学入試センター試験利用入試もあります。

めざす養成校が決まったら、事前に試験方式や内容、試験の時期をよく調べて入試にのぞみましょう。

養成校の卒業に必要な単位数

言語聴覚士の養成校の教育内容と、必要な単位数については、文部科学省《もんぶかがくしょう》・厚生労働《こうせいろうどう》省《しょう》令第二号「言語聴覚士学校養成所指定規則」に定められています。

大学や３年制・４年制の専門学校では、一般的《いっぱんてき》な教養科目に相当する基礎《きそ》分野12単位、専門基礎《きそ》分野29単位、専門分野44単位、選択《せんたく》必修分野８単位で合計93単位の取得が必要です（図表７）。また、大卒者を対象とする２年制の専門学校の場合は、卒業した大学で取得した基礎《きそ》分野の単位などが認定されることから、73単位を取得することとなっています。ただし、養成校ごとに、卒業までに必要な単位がさらに加えられていることもあります。

図表7 言語聴覚士資格取得単位数一覧（4年制大学の例）

教育内容		単位数	備考
基礎分野	人文科学2科目	2	1科目は統計学とすること。
	社会科学2科目	2	
	自然科学2科目	2	
	外国語	4	
	保健体育	2	
専門基礎分野	基礎医学	3	医学総論、解剖学、生理学および病理学を含む。
	臨床医学	6	内科学、小児科学、精神医学、リハビリテーション医学、耳鼻咽喉科学、臨床神経学および形成外科学を含む。
	臨床歯科医学	1	口腔外科学を含む。
	音声・言語・聴覚医学	3	神経系の構造、機能および病態を含む。
	心理学	7	心理測定法を含む。
	言語学	2	
	音声学	2	
	音響学	2	聴覚心理学を含む。
	言語発達学	1	
	社会福祉・教育	2	社会保障制度、リハビリテーション概論および関係法規を含む。
専門分野	言語聴覚障害学総論	4	
	失語・高次脳機能障害学	6	
	言語発達障害学	6	脳性まひおよび学習障害を含む。
	発声発語・嚥下障害学	9	吃音を含む。
	聴覚障害学	7	聴力検査並びに補聴器および人工内耳を含む。
	臨床実習	12	実習時間の3分の2以上は病院または診療所において行うこと。
選択必修分野		8	専門基礎分野または専門分野を中心として講義または実習を行うこと。
合計		93	

厚生労働省ホームページ内「言語聴覚士学校養成所指定規則」（平成十年八月二十八日／文部省／厚生省／令第二号）から抜粋。

1単位あたりの時間数は、講義が15〜30時間、演習や実習は30〜45時間です。

資格取得後の実務を見据《みす》えたカリキュラム

養成校を卒業できれば、国家試験の受験資格が得られます。しかし養成校は、国家試験のための予備校ではありません。言語聴覚士として、社会で活躍《かつやく》できるスキルを身につけるための学びの場です。

養成校では現在、法で定められた内容以外にも、将来を見据《みす》えたさまざまなオリジナルのカリキュラムを用意して、より充実《じゅうじつ》した内容の教育を実践《じっせん》しています。

ひとつの例が、グループ学習です。課題として与《あた》えられた症例《しょうれい》について、どのようなアプローチを行うべきか学生同士で話し合い、意見をまとめて発表します。

臨床《りんしょう》の現場でも必ず、発表の場があります。言語聴覚士は医師、看護師をはじめ理学療法士《りょうほうし》や介護福祉士《かいごふくしし》などと見解を話し合いながら、患者《かんじゃ》にチームアプローチを行っていきます。ですから自分の意見をしっかりもつこと、たがいの意見を尊重することでよりよい結論を導く訓練を、養成校でも重視しているのです。理学療法《りょうほう》学科や作業療法《りょうほう》学科といった、ほかの学科で学ぶ学生と合同でひとつの課題に取り組むなど、実際の仕事の場面により近いかたちでの学習方式を取り入れている養成校もあります。

校外でのボランティア活動

言語聴覚士の養成校では、学生による校外でのボランティア活動が奨励《しょうれい》されているという特《とく》徴《ちょう》もあります。学生は夏休みや授業のない週末などに、福祉施設《ふくししせつ》や介護施設《かいごしせつ》、失語症《しつごしょう》友の会などの仕事を手伝ったり、施設《しせつ》利用者の話し相手になるなど、高齢者《こうれいしゃ》や障害者と積極的にふれ合うボランティア活動をしています。

こうしたボランティアを通して、将来言語聴覚士として活動する現場の雰囲気《ふんいき》をつかむとともに、高齢者《こうれいしゃ》や障害者に対する理解を深め、節度ある接し方を学ぶことができます。ボランティア活動は、学生自身の「人間力」を鍛《きた》えるよい機会です。

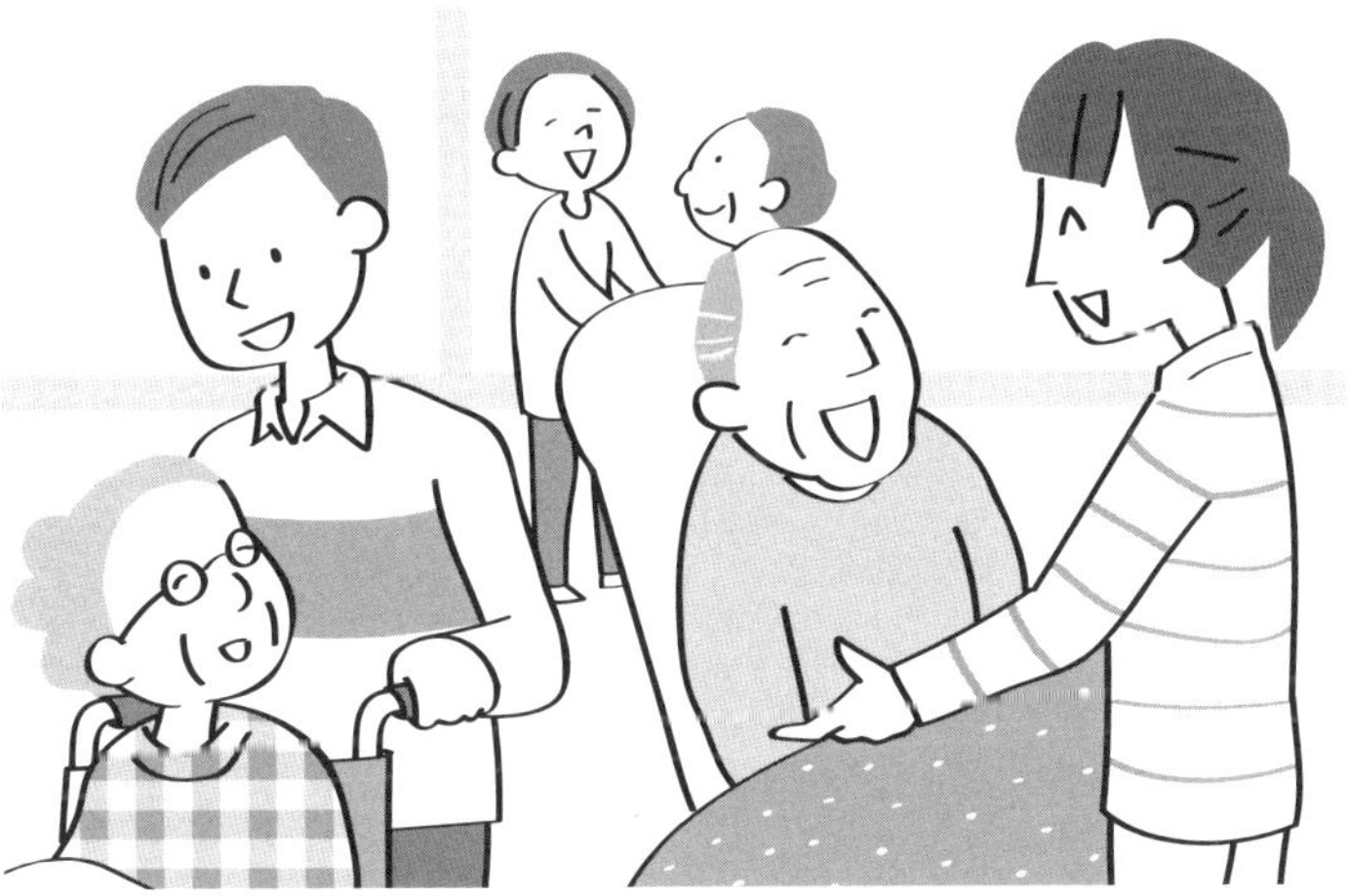

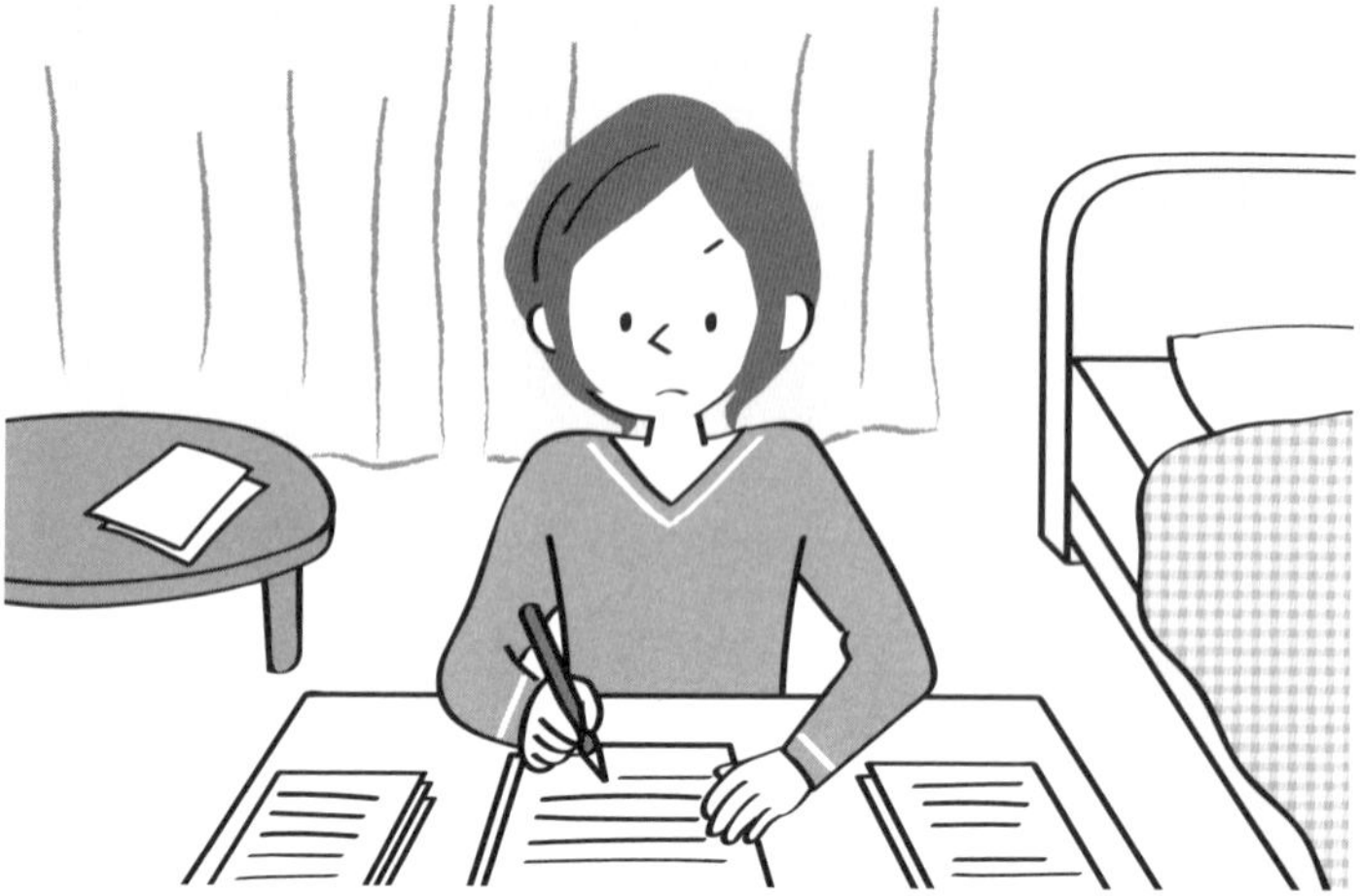

臨床《りんしょう》実習で現場の仕事を学ぶ

臨床《りんしょう》実習は指定された病院、介護《かいご》・福祉《ふくし》施設《せつ》などで、現役の言語聴覚士の指導を受けながら、実際に患者《かんじゃ》を担当し、検査や評価、訓練を行います。臨床《りんしょう》の現場で必要な技術と知識、患者《かんじゃ》への礼節ある接し方、また、責任感のある勤務態度や習慣を身につけていきます。

実習は主に最終学年に行われ、複数の施設《しせつ》で合計12週間ほど実施《じっし》されます。学生の自宅や学校の近隣《きんりん》が中心となりますが、遠方の施設《しせつ》の場合は一人暮《ぐ》らしをすることもあります。実習中心の生活をする、実務を経験しながらレポートを作成するなど、学生にとっては多忙《たぼう》な期間になりますが、臨床《りんしょう》実習は医療《いりょう》従事者となる自覚を高める、大切なカリキュラムです。

大学と専門学校、どちらを選ぶ?

学校教育法では、大学を「学術の中心として、広く知識を授けるとともに、深く専門の学芸を教授研究し、知的、道徳的及《およ》び応用的能力を展開させることを目的とする」と記されており、また専門学校を含《ふく》む専修学校(専門学校は、専門課程を置く専修学校です)は「職業若しくは実際生活に必要な能力を育成し、又《また》は教養の向上を図ること」が目的であるという位置づけです。ただし、養成校の場合、大学も専門学校も、卒業後臨床《りんしょう》の現場で即戦力《そくせんりょく》となる人材の育成に力を入れていますので、どちらを選ぶかは本人の希望しだいです。どちらもそれぞれのよい面があります。

実際に大学と専門学校双方《そうほう》の学生に質問したところ、大学では4年間かけて学ぶためカリキュラムの内容が豊富で、自分が研究したいテーマをより深く学ぶ機会に恵まれること、また低学年のあいだは空いた時間にアルバイト経験などをして、視野を広げられることなどを語ってくれました。一方、3年制の専門学校では、大学より1年期間が短いぶん学費の負担が軽く、早く社会に出て活躍《かつやく》できる、目標に向かって集中して学べる、という答えが返ってきました。

なお、大学と専門学校では、卒業時に与《あた》えられる学位が異なります。大学を卒業すると

「学士」、3年制専門学校は「専門士」、4年制専門学校は「高等専門士」となります。どの学位であっても国家試験で得られる資格は同じ言語聴覚士ですが、職場によっては、学位により賃金に若干の差が出る場合もあります。

進学先を選ぶ決め手は

複数の養成校で学生に尋《たず》ねたところ、進学先の決め手について共通していたのは、いずれも入学前に養成校を訪問し、どのような環境《かんきょう》で何を学ぶのかを自分で確かめて決めた、ということです。

読者のみなさんも、めざす養成校の資料を取り寄せ、また、オープンキャンパスや学校説明会に参加して、自分に合った学びの場を見つけることをお勧めします。実際に訪問して雰囲気《ふんいき》を肌《はだ》で感じ、在校生や教えを受ける先生方と話をしてみることは、おおいに参考になります。

入試制度や学費、自宅通学できない場合の一人暮《ぐ》らしなどについても、説明会などで相談に応じています。学費に関しては、日本学生支援《しえん》機構や地方公共団体などの奨学金《しょうがくきん》制度、企業《きぎょう》の教育ローンのほか、特待生制度や学費分納制度など養成校が独自に学費サポート制度を設けている場合も多いので、希望する人は事前に養成校に相談してみるとよいでしょう。

国家試験について

試験に合格して免許を得て言語聴覚士となる

受験資格

言語聴覚士として仕事をするためには、国家試験に合格し、厚生労働大臣の免許《めんきょ》を得なければなりません。

言語聴覚士の国家試験は、誰《だれ》でも受けられるわけではありません。受験できるのは言語聴覚士法第三十三条に定められた受験資格に該当《がいとう》する人です。受験資格の詳細《しょうさい》については、厚生労働省のホームページにある「言語聴覚士国家試験の施行《しこう》」にも、試験の期日や手続きなどともに記載されています。

受験資格を有する人のうち、もっとも多いのは言語聴覚士の養成校を卒業した人か、もしくは受験年度に養成校を卒業予定の人です。現在、中学生・高校生である読者のみなさんが言語聴覚士をめざす場合も、ほとんどの人は養成校の卒業年度に受験することになるでしょう。

そのほか、外国において言語聴覚士学校養成所を卒業、または言語聴覚士に相当する免《めん》許《きょ》を取得し、厚生労働大臣の認定を受けて受験する人もいます。

受験の申《しん》請《せい》手続き

試験は年1回、2月に行われます。受験を希望する人は、試験前年に設けられた受付期間中に公益財団法人医療研修推進財団《こうえきざいだんほうじんいりょうけんしゅうすいしんざいだん》（ＰＭＥＴ）に必要書類を提出し、受験手数料を振《ふ》りこみます。養成校在学中（試験実施《じっし》年度に卒業見込《みこ》みの人）の場合は、一般的《いっぱんてき》に養成校を通じて申しこみ手続きをします。

受付期間は例年11月中旬《ちゅうじゅん》（もしくは下旬《げじゅん》）から約3週間、設けられています。

必要書類は受験願書、写真（本人であることが養成校や医療《いりょう》研修推進財団で確認されたもの）のほか、卒業証明書もしくは卒業見込《みこ》み証明書など、受験資格を証明するものです。受験手数料は3万4０００円です。

また身体、視覚、聴覚、音声機能または言語機能に障害がある人が受験を希望する場合、これも事前に設けられている所定の期間中に医療研修推進財団に申し出ることで、受験のさいにその障害に応じて必要な配慮《はいりょ》を受けることができます。

手続きが完了《かんりょう》した人には、受験票が郵送で交付されます。試験地は北海道、東京都《とうきょうと》、愛知県《あいちけん》、大阪府《おおさかふ》、広島県《ひろしまけん》および福岡県《ふくおかけん》です。

試験科目と内容

試験問題は五肢択一《したくいつ》の選択《せんたく》形式で、午前100問、午後100問の合計200問が出題されます。

科目は専門基礎《きそ》分野と専門分野の各科目、すなわち基礎《きそ》医学、臨床《りんしょう》医学、臨床《りんしょう》歯科医学、音声・言語・聴覚医学、心理学、音声・言語学、社会福祉《ふくし》・教育、言語聴覚障害学総論、失語・高次脳機能障害学、言語発達障害学、発声発語・嚥下《えんげ》障害学《しょうがいがく》および聴覚障害学からの出題になります。

試験時間は午前、午後とも2時間30分で、合計5時間です。長い時間のように思えますが、2時間30分の制限時間内に100問を解答するのですから、1問あたりに使える時間は、単純に計算すると1分30秒。問題文を読んで内容を正しく理解し、選択肢《せんたくし》のなかから解答を選んでいくという作業を続けるには、出題される科目の十分な知識を身につけていることはもちろん、長時間集中力を持続させられる精神力、体力も要求されます。

合格ラインは例年、200点満点中120点です。

毎年の合格率の推移は図表8のとおりです。指定養成校では最終学年に国家試験対策として模擬《もぎ》試験やセミナーなどのサポートを行っており、新卒の合格率が既卒《きそつ》に対して例年高くなっていますが、数字だけを見て、養成校に行けば簡単に合格できると思うのは間違《まちが》いです。過去の国家試験問題をくり返し解き、自分の苦手分野については集中的に勉強するなど、受験する人自身の努力がなにより大切です。たとえ在学中に就職が内定していても、国家試験に合格できなければ当然ながら内定は取り消され、言語聴覚士として仕事をすることは不可能になってしまいます。

合格発表と免許《めんきょ》の申請《しんせい》

試験の結果がわかるのは例年、試験翌月の3月下旬《げじゅん》です。合格者の発表は厚生労働省と公益財団法人医療研修推進財団のホームページにおいて、受験地および受験番号が公表されます。

試験に合格した人は、厚生労働大臣への免許申請《めんきょしんせい》を行います。

図表8 国家試験合格率の推移

	受験者数	合格者	うち新卒	うち既卒	合格率(%)
2019年	2367	1630	1566	64	68.9
2020年	2486	1626	1474	152	65.4
2021年	2546	1766	1511	255	69.4

一般社団法人日本言語聴覚士協会提供

所定の手続きが完了《かんりょう》し、言語聴覚士名簿《めいぼ》に登録されて免許証《めんきょしょう》が交付されれば、正式に言語聴覚士となることができます。

なお、国家試験の手続きや内容は、年度によって変更《へんこう》される場合があります。試験概要《がいよう》は毎年9月上旬《じょうじゅん》、官報に公告されます。

就職について

働き続けるために重視するものはなんだろう？

言語聴覚士はまだ人数が足りない

2章で述べたとおり、日本の社会では言語聴覚士の人数が、まだ不足しています。現在、障害者支援《しえん》にかかわる多くの施設《しせつ》で言語聴覚士が求められており、言語聴覚士の養成校にもたくさんの求人が寄せられている状況《じょうきょう》です。なかには学生1人あたりの求人数が10倍を超《こ》える養成校もあります。

養成校の学生はほとんど、卒業までに希望の就職先が決定しており、就職率100％という養成校も少なくありません。この傾向《けいこう》は今後も当分続くと予想されますので、しばらくは言語聴覚士が就職難になることはないでしょう。

ただ、たとえばどうしても小児分野で働きたいというように特定の分野を希望したり、地域を限定して就職先を探す場合は、求人数が限られますので、希望通りの職場を見つけるのが難しいこともあります。

求人票の条件を確認し、納得して働こう

就職先を探す時は、まず求人票を見て、自分の希望に合う条件の職場に応募《おうぼ》することになります。求人票には基本給や、基本給に加算される諸手当、賞与《しょうよ》、昇給《しょうきゅう》時期など給与《きゅうよ》に関する規定や福利厚生制度、勤務時間、休日などの諸条件が記載《きさい》されていますが、可能なら実際に職場を見学してみましょう。求人票だけで就職先を決めるのではなく、施設《しせつ》の設備やともに働くスタッフの人数、雰囲気《ふんいき》、仕事の内容や量、研修制度の有無など、自分がどのような環境《かんきょう》で働くことになるかを、実際に見て確認するとよいでしょう。また、特に女性の場合、結婚《けっこん》や出産・育児など、人生の大きな転換期《てんかんき》があります。産前産後休業や育児休業の規定、子育て中の時短勤務の可否など、家庭生活との両立ができるかどうかについても確認しておくとよいでしょう。長く仕事を続けていくためにも、自分に合った働き方のできる職場をしっかりと選ぶことが大切です。

また、養成校では在校生だけでなく、既卒者《きそつしゃ》の再就職のサポートも行っているところが多いので、いったん就職した後なんらかの事情で離職《りしょく》し、その後再び言語聴覚士として、

ほかの職場への就職を希望する人も、母校の就職課などで、条件の合う職場を探すことができます。

そのほかにインターネットを通じて民間の求人サイトを検索《けんさく》する、各都道府県の福《ふく》祉《し》人材センター、ハローワークなどで就職先を探す、といった方法もあります。また、一般社団法人日本言語聴覚士協会や各都道府県の言語聴覚士会のホームページにも求人情報が掲載《けいさい》されていますので、こうした情報を活用して、希望する就職先を見つけることもできます。

職場選びの決め手は

国家資格の医療《いりょう》専門職である言語聴覚士は、安定した待遇《たいぐう》で働ける職場が多いよ

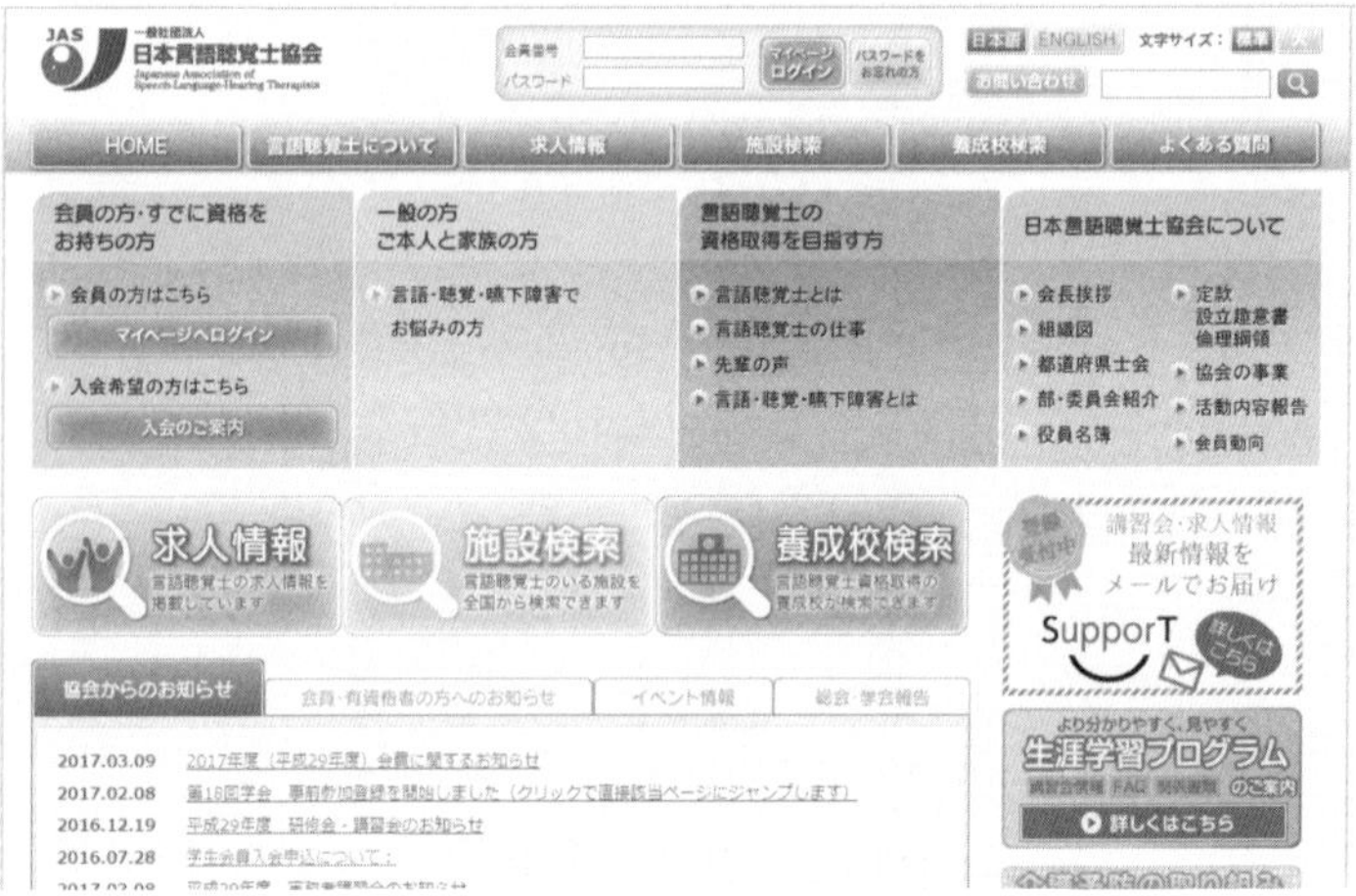

日本言語聴覚士協会のホームページではさまざまな情報が紹介されています

うですが、何を決め手として就職先を決めるかは、人それぞれです。給与《きゅうよ》や福利厚生などをいちばんに考え、安定した待遇《たいぐう》を求める人もいるでしょうし、自由時間の充実《じゅうじつ》を考えて通勤の便利さや就業時間、休日の数を主に見る人もいるでしょう。また職場の人間関係などを重視し、安心して働きたいと望む人もいると思います。

ただ、条件や待遇《たいぐう》だけでなく「やりがい」をもって仕事に取り組める職場かどうか、という視点も忘れてはならず、これをいちばんの決め手にして、就職先を選ぶ人も数多くいます。仕事にやりがいを見出せなければ職場でのモチベーションを保てず、責任をもってベストな支援《しえん》をしていくことができなくなり、長く仕事を続けることも難しくなってしまうからです。

言語聴覚士の仕事に対するいちばんのやりがいとは、障害のある人が回復していく喜びを、本人と共有していけることだと思います。自分がその職場で仕事をしている姿、喜びを感じている姿に思いをはせてみることも、大切なのではないでしょうか。

本書を執筆《しっぴつ》するにあたり、さまざまな分野で働く言語聴覚士のみなさんに話を聞きました。そのなかで強く印象に残った言葉がありましたので、最後に紹介《しょうかい》します。

「話すことができなくても、口から食べることができなくても、人間は生きてはいけます。でも、私たち言語聴覚士は、人の人生を豊かにするために仕事をしているのです」

自分の支援《しえん》する人が、ただ生存するという意味での「生きる」ではなく、より充実《じゅうじつ》した人生を送ること。それが言語聴覚士が働くうえでの目標であり、やりがいであり、仕事の誇《ほこ》りです。これから言語聴覚士をめざす読者のみなさんにも、このことをぜひ心にとめて、未来にチャレンジしていただきたいと願っています。

フローチャート　言語聴覚士

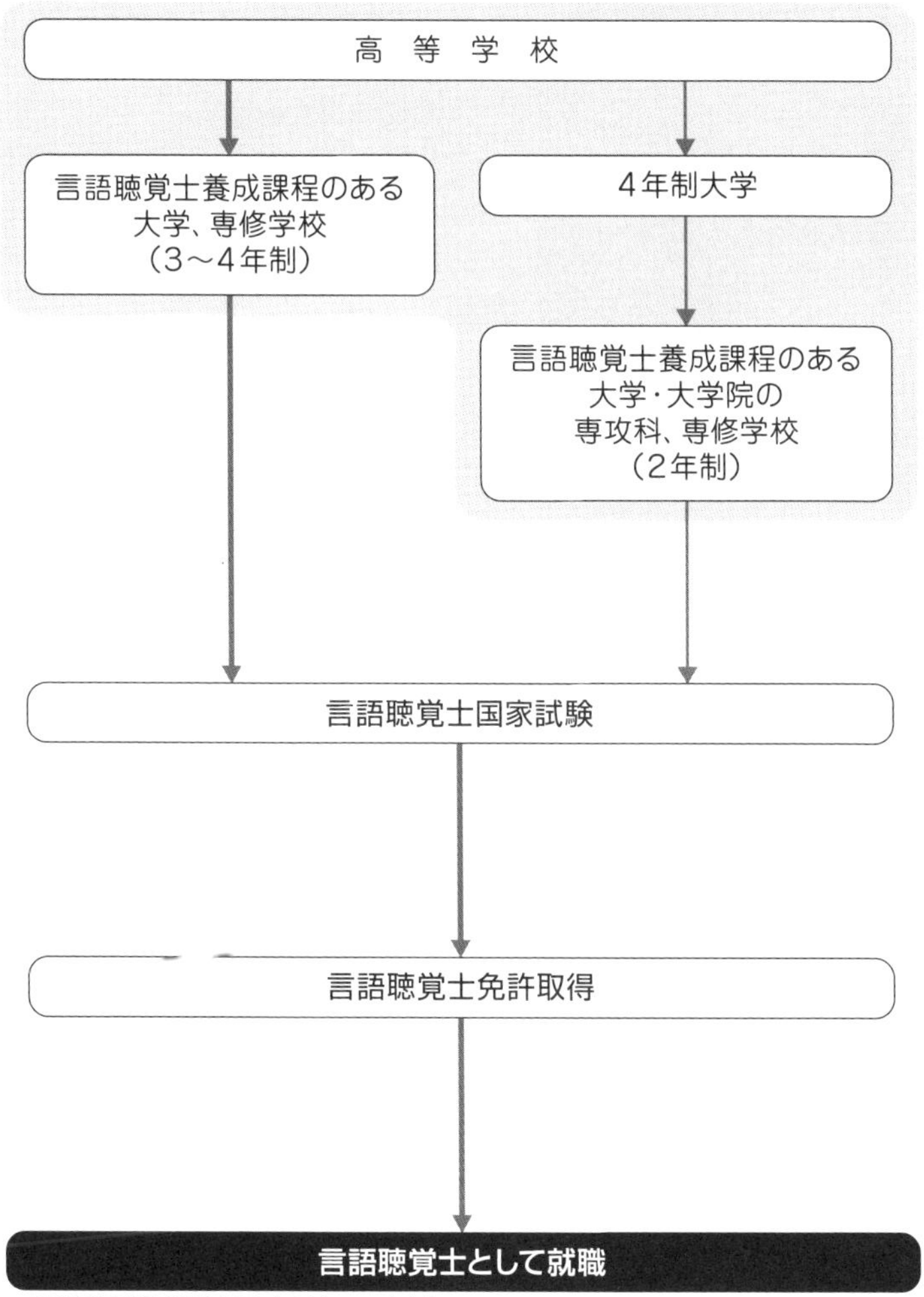

※図は言語聴覚士資格取得のための主なコースを表す。

なるにはブックガイド

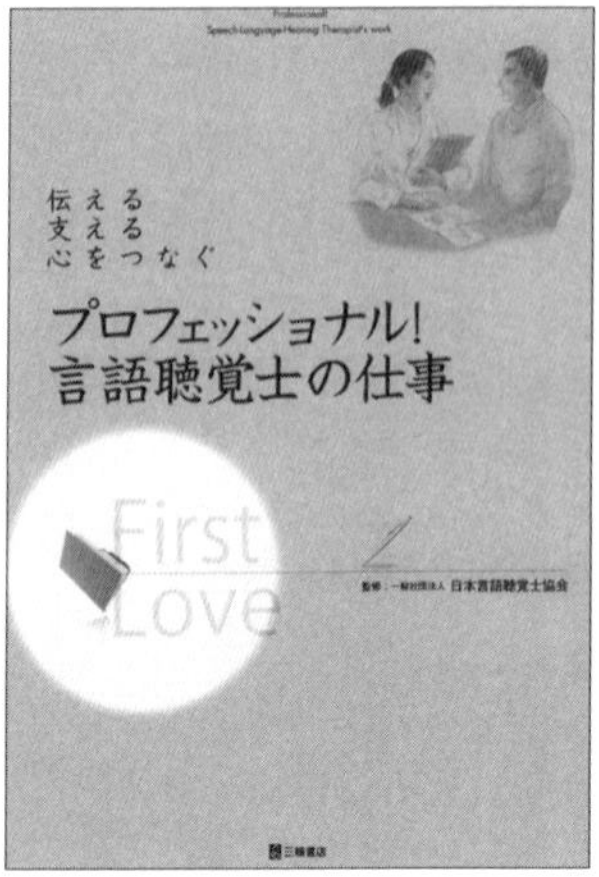

**『伝える　支える　心をつなぐ
プロフェッショナル！
言語聴覚士の仕事』**
一般社団法人日本言語聴覚士協会監修
三輪書店

2012年、言語聴覚士が主人公のNHKドラマ「はつ恋」が放映された。本書はドラマのシーンを用いて失語症患者の症状や苦悩、また彼らと向き合う言語聴覚士の仕事をわかりやすく解説する。

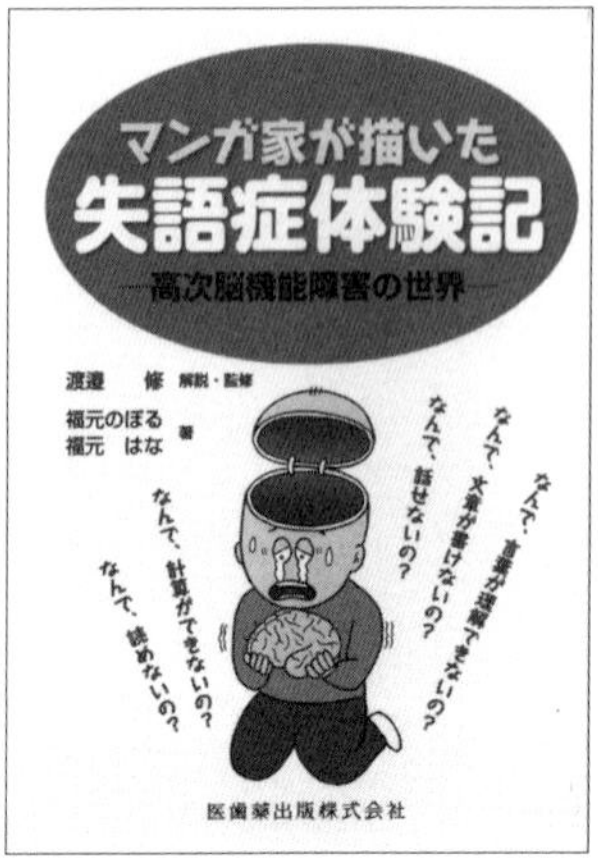

**『マンガ家が描いた失語症体験記
―高次脳機能障害の世界―』**
渡邉　修解説・監修
福元のぼる・福元はな著
医歯薬出版

マンガ家の夫が突然脳梗塞に。目覚めたら言葉が出ない！　どうなる？　どうする？　失語症発症から８年間の心と体、生活の変化を、４コママンガやイラストと簡潔な文章で綴る、夫婦の体験記。

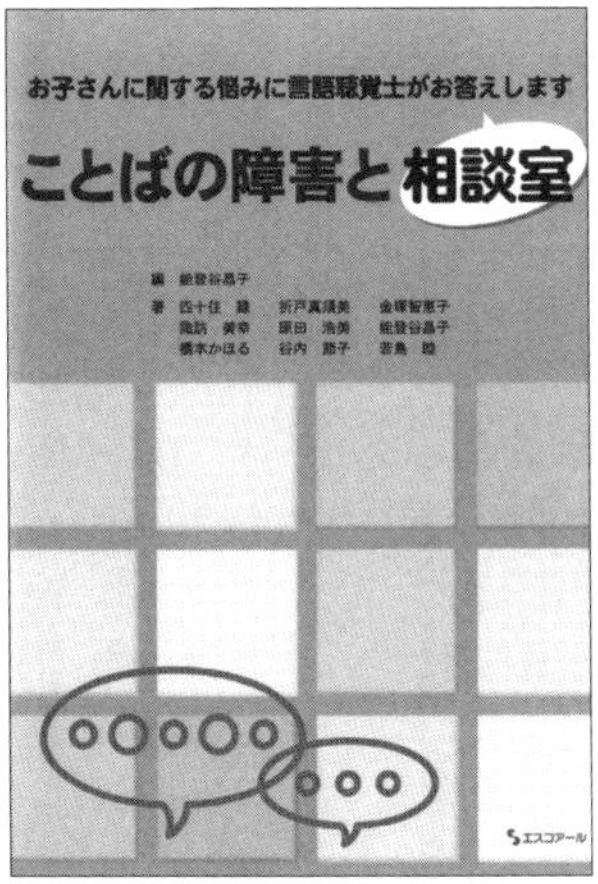

『お子さんに関する悩みに
言語聴覚士がお答えします
ことばの障害と相談室』
能登谷晶子編　四十住縁ほか著
エスコアール

子どもの言葉の障害とはどのようなものなのか。どう向き合って言葉を育むか。編者と９人のベテランSTが、悩める保護者に優しくアドバイス。日々子どもと接する教育関係者などに向けたメッセージも。

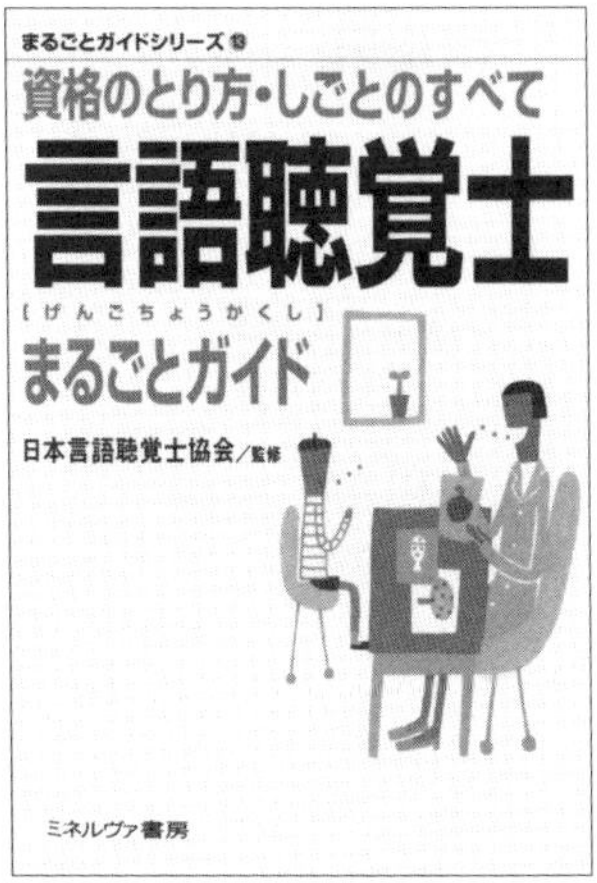

『まるごとガイドシリーズ⑬
言語聴覚士まるごとガイド』
一般社団法人日本言語聴覚士協会監修
ミネルヴァ書房

さまざまな仕事の情報と魅力を紹介する「まるごとガイド」シリーズ。現場のルポやインタビュー、客観的な統計も掲載し、言語聴覚士の歴史から職場生活の実態、将来性まで余すところなく伝える。

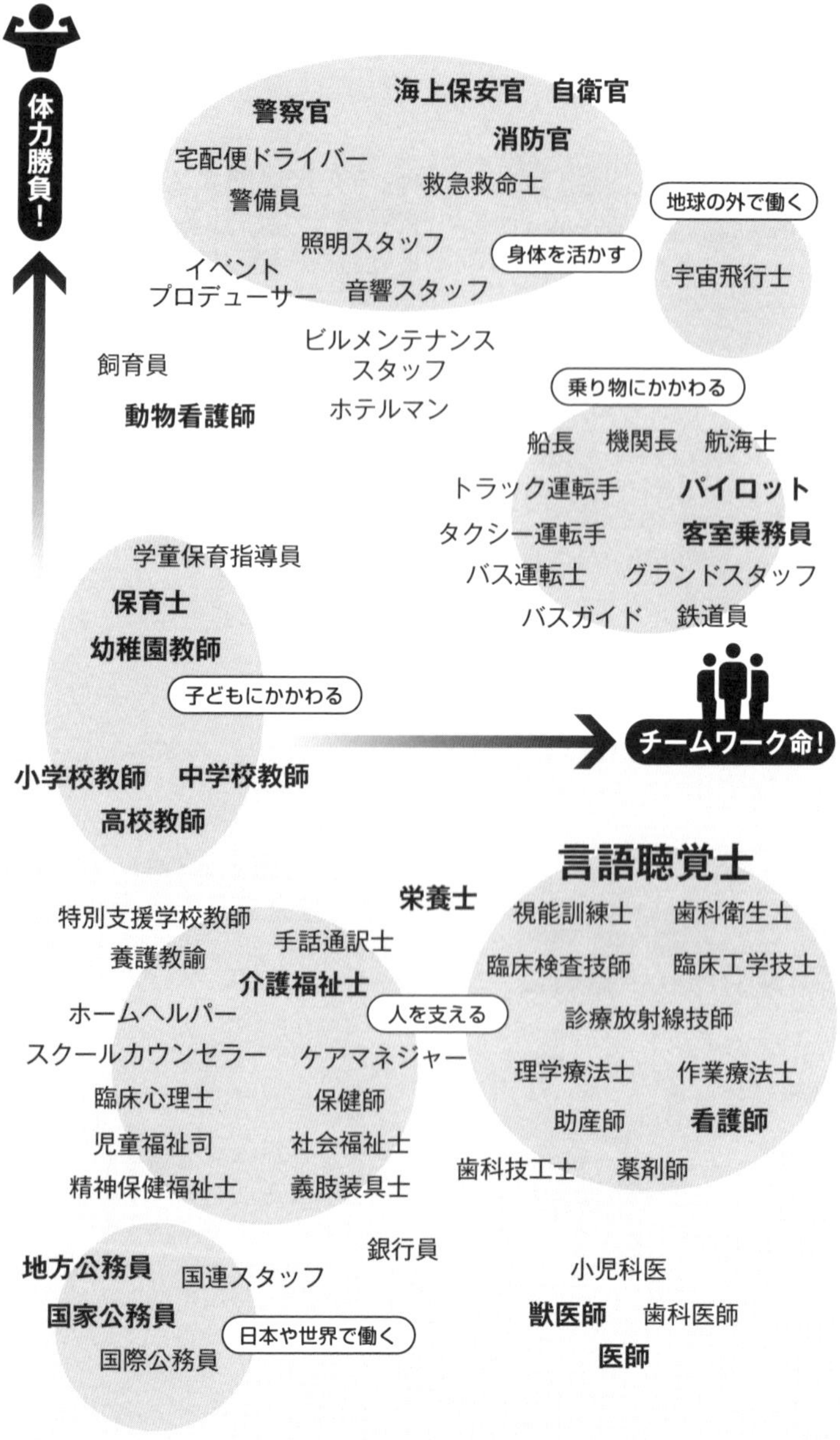

体力勝負！
チームワーク命！
身体を活かす
警察官
海上保安官
自衛官
消防官
宅配便ドライバー
救急救命士
警備員
照明スタッフ
イベントプロデューサー
音響スタッフ
地球の外で働く
宇宙飛行士
ビルメンテナンススタッフ
飼育員
動物看護師
ホテルマン
乗り物にかかわる
船長
機関長
航海士
トラック運転手
パイロット
タクシー運転手
客室乗務員
バス運転士
グランドスタッフ
バスガイド
鉄道員
学童保育指導員
保育士
幼稚園教師
子どもにかかわる
小学校教師
中学校教師
高校教師
言語聴覚士
栄養士
視能訓練士
歯科衛生士
特別支援学校教師
手話通訳士
養護教諭
臨床検査技師
臨床工学技士
介護福祉士
ホームヘルパー
人を支える
診療放射線技師
スクールカウンセラー
ケアマネジャー
理学療法士
作業療法士
臨床心理士
保健師
助産師
看護師
児童福祉司
社会福祉士
歯科技工士
薬剤師
精神保健福祉士
義肢装具士
銀行員
地方公務員
国連スタッフ
小児科医
国家公務員
日本や世界で働く
獣医師
歯科医師
医師
国際公務員

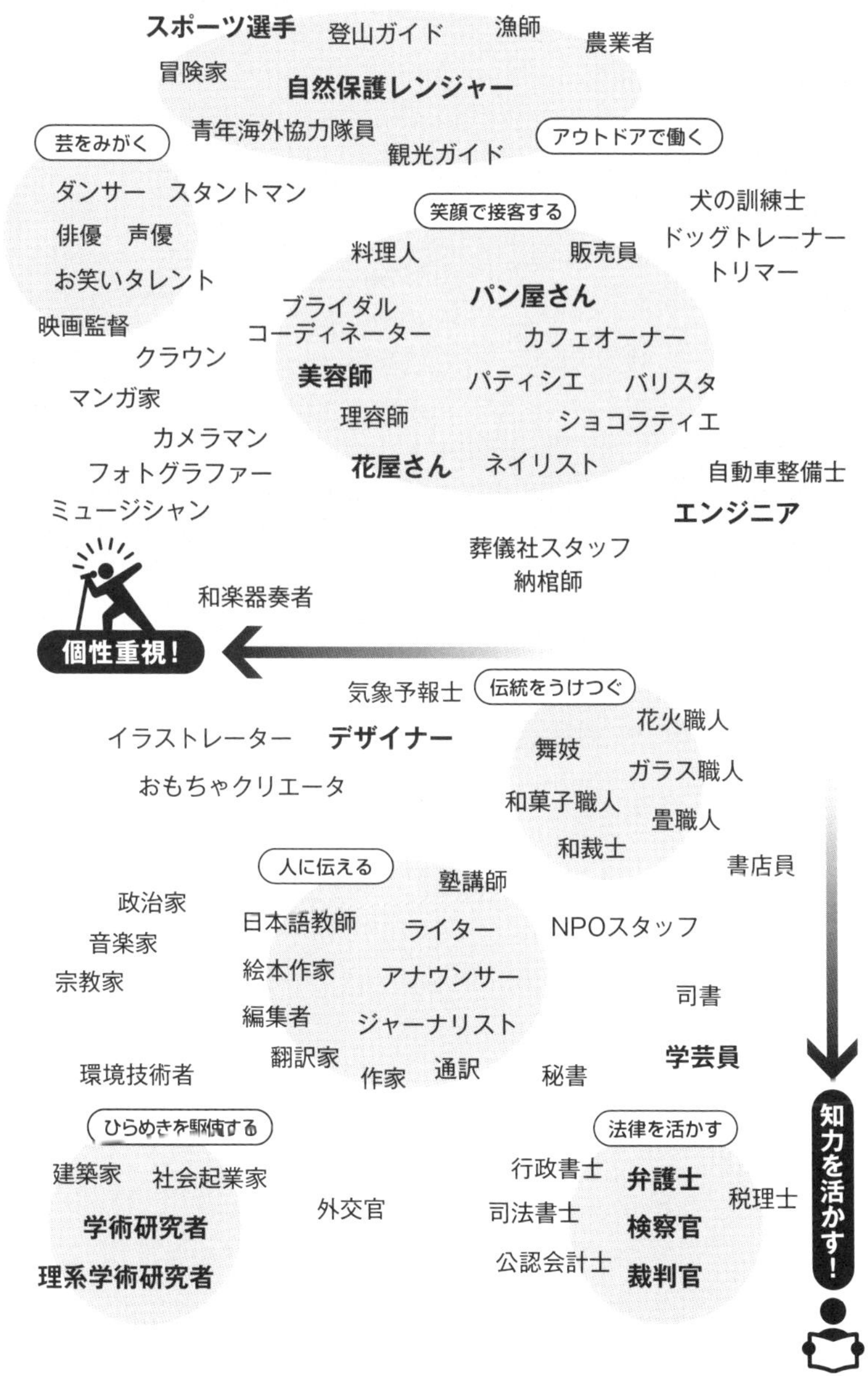
アウトドアで働く
スポーツ選手
登山ガイド
漁師
農業者
冒険家
自然保護レンジャー
青年海外協力隊員
観光ガイド
芸をみがく
ダンサー
スタントマン
俳優
声優
お笑いタレント
映画監督
クラウン
マンガ家
カメラマン
フォトグラファー
ミュージシャン
和楽器奏者
笑顔で接客する
料理人
販売員
パン屋さん
ブライダル
コーディネーター
カフェオーナー
美容師
パティシエ
バリスタ
理容師
ショコラティエ
花屋さん
ネイリスト
犬の訓練士
ドッグトレーナー
トリマー
自動車整備士
エンジニア
葬儀社スタッフ
納棺師
個性重視！
気象予報士
伝統をうけつぐ
花火職人
舞妓
ガラス職人
和菓子職人
畳職人
和裁士
イラストレーター
デザイナー
おもちゃクリエータ
書店員
人に伝える
塾講師
政治家
日本語教師
ライター
NPOスタッフ
音楽家
絵本作家
アナウンサー
宗教家
司書
編集者
ジャーナリスト
学芸員
翻訳家
作家
通訳
秘書
環境技術者
ひらめきを駆使する
建築家
社会起業家
外交官
学術研究者
理系学術研究者
法律を活かす
行政書士
弁護士
税理士
司法書士
検察官
公認会計士
裁判官
知力を活かす！

［著者紹介］

中島匡子（なかじま きょうこ）

1963年兵庫県生まれ。岡山大学文学部卒業。出版社、編集プロダクション等勤務を経て2009年よりフリーエディター・ライター。医療分野を中心に出版物の執筆・制作にたずさわる。

［執筆協力］

太田知子（おおた ともこ）

1章ドキュメント、2章ミニドキュメント

言《げん》語《ご》聴《ちょう》覚《かく》士《し》になるには

2017年 5月31日　初版第1刷発行
2021年 7月10日　初版第3刷発行

著　者　中島匡子
発行者　廣嶋武人
発行所　株式会社ぺりかん社
〒113-0033　東京都文京区本郷1-28-36
TEL 03-3814-8515（営業）
03-3814-8732（編集）
http://www.perikansha.co.jp/
印刷所　株式会社太平印刷社
製本所　鶴亀製本株式会社

ISBN978-4-8315-1469-1　Printed in Japan

【なるにはBOOKS】

税別価格 1170円～1600円

1 パイロット
2 客室乗務員
3 ファッションデザイナー
4 冒険家
5 美容師・理容師
6 アナウンサー
7 マンガ家
8 船長・機関長
9 映画監督
10 通訳者・通訳ガイド
11 グラフィックデザイナー
12 医師
13 看護師
14 料理人
15 俳優
16 保育士
17 ジャーナリスト
18 エンジニア
19 司書
20 国家公務員
21 弁護士
22 工芸家
23 外交官
24 コンピュータ技術者
25 自動車整備士
26 鉄道員
27 学術研究者（人文・社会科学系）
28 公認会計士
29 小学校教諭
30 音楽家
31 フォトグラファー
32 建築技術者
33 作家
34 管理栄養士・栄養士
35 販売員・ファッションアドバイザー
36 政治家
37 環境専門家
38 印刷技術者
39 美術家
40 弁理士
41 編集者
42 陶芸家
43 秘書
44 商社マン
45 漁師
46 農業者
47 歯科衛生士・歯科技工士
48 警察官
49 伝統芸能家
50 鍼灸師・マッサージ師
51 青年海外協力隊員
52 広告マン
53 声優
54 スタイリスト
55 不動産鑑定士・宅地建物取引主任者
56 幼稚園教諭
57 ツアーコンダクター
58 薬剤師
59 インテリアコーディネーター
60 スポーツインストラクター
61 社会福祉士・精神保健福祉士
62 中小企業診断士
63 社会保険労務士
64 旅行業務取扱管理者
65 地方公務員
66 特別支援学校教諭
67 理学療法士
68 獣医師
69 インダストリアルデザイナー
70 グリーンコーディネーター
71 映像技術者
72 棋士
73 自然保護レンジャー
74 力士
75 宗教家
76 CGクリエータ
77 サイエンティスト
78 イベントプロデューサー
79 パン屋さん
80 翻訳家
81 臨床心理士
82 モデル
83 国際公務員
84 日本語教師
85 落語家
86 歯科医師
87 ホテルマン
88 消防官
89 中学校・高校教師
90 動物看護師
91 ドッグトレーナー・犬の訓練士
92 動物園飼育員・水族館飼育員
93 フードコーディネーター
94 シナリオライター・放送作家
95 ソムリエ・バーテンダー
96 お笑いタレント
97 作業療法士
98 通関士
99 杜氏
100 介護福祉士
101 ゲームクリエータ
102 マルチメディアクリエータ
103 ウェブクリエータ
104 花屋さん
105 保健師・養護教諭
106 税理士
107 司法書士
108 行政書士
109 宇宙飛行士
110 学芸員
111 アニメクリエータ
112 臨床検査技師
113 言語聴覚士
114 自衛官
115 ダンサー
116 ジョッキー・調教師
117 プロゴルファー
118 カフェオーナー・カフェスタッフ・バリスタ
119 イラストレーター
120 プロサッカー選手
121 海上保安官
122 競輪選手
123 建築家
124 おもちゃクリエータ
125 音響技術者
126 ロボット技術者
127 ブライダルコーディネーター
128 ミュージシャン
129 ケアマネジャー
130 検察官
131 レーシングドライバー
132 裁判官
133 プロ野球選手
134 パティシエ
135 ライター
136 トリマー
137 ネイリスト
138 社会起業家
139 絵本作家
140 銀行員
141 警備員・セキュリティスタッフ
142 観光ガイド
143 理系学術研究者
144 気象予報士・予報官
145 ビルメンテナンススタッフ
146 義肢装具士
147 助産師
148 グランドスタッフ
149 診療放射線技師
150 視能訓練士
151 バイオ技術者・研究者
152 救急救命士
153 臨床工学技士
154 講談師・浪曲師
155 ＡＩエンジニア
156 アプリケーションエンジニア
補巻22 スポーツで働く
補巻23 証券・保険業界で働く
補巻24 福祉業界で働く
補巻25 教育業界で働く
補巻26 ゲーム業界で働く
別巻 学校司書と学ぶレポート・論文作成ガイド
別巻 ミュージアムを知ろう
別巻 もっとある！小中高生におすすめの本220
別巻 中高生からの防犯
別巻 会社で働く
学部調べ 看護学部・保健医療学部
学部調べ 理学部・理工学部
学部調べ 社会学部・観光学部
学部調べ 文学部
学部調べ 工学部
学部調べ 法学部
学部調べ 教育学部
学部調べ 医学部
学部調べ 経営学部・商学部
学部調べ 獣医学部
学部調べ 栄養学部
学部調べ 外国語学部
学部調べ 環境学部
学部調べ 教養学部
学部調べ 薬学部
学部調べ 国際学部
学部調べ 経済学部

※一部品切・改訂中です。　2021.05.